Jin Mei
Yaling Yu
Jianse Zhang

Regeneração renal mediada por andaimes descelularizados

Jin Mei
Yaling Yu
Jianse Zhang

Regeneração renal mediada por andaimes descelularizados

ScienciaScripts

Imprint

Cover image: www.ingimage.com

This book is a translation from the original published under ISBN 978-3-330-33095-5.

Publisher:
Sciencia Scripts
is a trademark of
Dodo Books Indian Ocean Ltd. and OmniScriptum S.R.L publishing group

120 High Road, East Finchley, London, N2 9ED, United Kingdom
Str. Armeneasca 28/1, office 1, Chisinau MD-2012, Republic of Moldova, Europe
Printed at: see last page
ISBN: 978-620-7-68268-3

Conteúdo

Resumo

As abordagens de regeneração renal oferecem um grande potencial para o tratamento da doença renal crónica, mas a sua disponibilidade continua a ser limitada pelos desafios clínicos que colocam. No presente estudo, utilizámos a perfusão contínua em detergente para gerar estruturas de rim de rato descelularizadas (DC). Os scaffolds mantiveram intactas as árvores vasculares e a arquitetura geral, juntamente com concentrações significativas de várias citocinas, mas perderam todos os componentes celulares. Para avaliar o seu potencial na recuperação da função renal, o tecido do andaime DC foi enxertado em rins de ratos parcialmente nefrectomizados. Verificou-se um aumento do tamanho do rim e foram observadas células regeneradas do parênquima renal na área de reparação que continha o scaffold enxertado. Além disso, o número de células progenitoras renais nestin-positivas foi marcadamente superior nos rins enxertados com a plataforma, em comparação com os controlos. Além disso, a análise por radionuclídeo mostrou uma recuperação significativa das funções renais às 6 semanas após a implantação. Os nossos resultados fornecem mais provas que demonstram que as estruturas renais de DC podem ser utilizadas para promover a recuperação renal no tratamento da doença renal crónica.

Capítulo 1

1. Introdução

A doença renal crónica é uma das principais causas de mortalidade e morbilidade a nível mundial, afectando entre 8% e 16% da população adulta global [1]. Embora a incidência da doença renal crónica esteja a aumentar, as opções terapêuticas disponíveis continuam a ser limitadas. Vários estudos recentes demonstraram que o rim pós-natal dos mamíferos pode sofrer um certo grau de reparação regenerativa após ressecção parcial. Esta regeneração ocorre principalmente através da proliferação de células maduras sobreviventes ou de células estaminais presentes no rim, como as células epiteliais parietais glomerulares (GPECs; um tipo de célula progenitora renal). Após a lesão, estas células migram para a área lesada e proliferam, rediferenciando-se depois em novas células somáticas. Estes resultados sugerem que as soluções regenerativas oferecem um grande potencial para o tratamento da doença renal crónica. No entanto, a obtenção de uma regeneração clinicamente significativa tem-se revelado extremamente difícil, devido à complexidade deste órgão. Além disso, a reparação regenerativa é incompleta e não consegue, por si só, restaurar totalmente a função renal.

Os recentes avanços na engenharia de tecidos, na investigação de células estaminais e na medicina regenerativa ofereceram uma nova esperança para o tratamento de doenças renais. Em particular, a utilização de estruturas de matriz extracelular (MEC) descelularizadas (DC) para ajudar a reparar tecidos danificados ou lesionados surgiu como uma abordagem promissora no domínio da regeneração renal. Os suportes renais de DC são capazes de atuar como modelo indutivo para a recuperação funcional do órgão, permitindo que a área lesada se recelularize com células estaminais autólogas ou células diferenciadas.

As propriedades físico-químicas particulares dos diferentes suportes da MEC criam nichos celulares específicos nos tecidos do corpo; assim, a MEC desempenha um papel bioquímico e físico fundamental no início e manutenção de várias funções celulares. Assim, a MEC desempenha um papel bioquímico e físico fundamental na iniciação e manutenção de várias funções celulares. À luz deste facto, é possível que os suportes da MEC possam ser utilizados para promover a regeneração renal, permitindo o crescimento macroscópico de um rim danificado.

O objetivo do presente estudo foi conceber scafolds renais de DC capazes de induzir a regeneração renal após lesão. Hipotetizamos que, ao proporcionar um ambiente neutro que imita as condições fisiológicas normais, os scaffolds permitiriam a recelularização da área danificada pelas células presentes no resíduo.

rim. Os nossos andaimes de rins DC foram criados por perfusão contínua em detergente de rins inteiros de rato dissecados. Para testar os andaimes in vivo, enxertámos alguns tecidos dos andaimes em rins de ratos parcialmente nefrectomizados e avaliámos a sua recuperação em vários momentos pós-cirúrgicos.

2. Materiais e métodos

2.1. Preparação de estruturas de rim DC

Neste estudo, desenvolvemos um novo protocolo para gerar andaimes de rim de rato DC utilizando perfusão contínua de detergente. Foi introduzida uma cânula de calibre 24 (Puyi, China) na aorta abdominal infrarrenal antes de os rins bilaterais serem isolados e ligada a uma bomba peristáltica (YX1515X-A; Baoding Longer Precision Pump Co., China) para permitir a lavagem contínua com vários detergentes. As soluções foram perfundidas a uma velocidade aproximada de 8 ml/min pela seguinte ordem 50 U/ml de heparina em solução salina tamponada com fosfato 0,01 M (PBS, pH 7,4) durante 30 min, 0,1% de tritonX-100 durante 3 h, água desionizada durante 30 min, 0,8% (v/v) de lauril sulfato de sódio (SDS) durante 3 h e água desionizada contendo 100 U/ml de penicilina e 100 mg/ml de estreptomicina (Therma Scientific, EUA) durante 24 h.Uma vez concluída a perfusão, os andaimes de rim DC foram mantidos em 50 ml de água desionizada contendo penicilina e estreptomicina a 4 C durante menos de 7 d.

2.2. Moldagem por corrosão vascular e observação ultra-estrutural de scaffolds renais DC

Para determinar a integridade da microvasculatura nos scaffolds de rim DC, realizámos a moldagem por corrosão vascular. Procedeu-se à cateterização da veia cava inferior e da aorta abdominal, tendo sido injectados 1e2 ml de acetona no rim nativo ou nos scaffolds de rim DC através da veia cava inferior. De seguida, foram vertidos 5 ml de uma mistura de solvente de acrilonitrilo-butadieno-estireno (ABS) Sudan a 10% através da aorta abdominal e, entretanto, foram perfundidos 10 ml de uma mistura de pigmentos azuis ABS a 10% através da veia inferior. As amostras foram arrefecidas em água corrente e corroídas em ácido clorídrico a 50% durante 1-3 dias. A morfologia e a distribuição da vasculatura foram observadas ao estereomicroscópio e as imagens foram registadas com o visualizador de imagens Olympus (Japão).

O microscópio eletrónico de transmissão foi utilizado para examinar a matriz extracelular nas estruturas de rim DC. As estruturas de rim DC foram fixadas com glutaraldeído a 2,5% (v/v) em tampão cacodilato de sódio 0,1 M (pH 7,4) durante a noite a 4 °C e pós-fixadas com tetróxido de ósmio a 1% durante 1 h a 37 °C. As amostras foram então desidratadas com uma série de soluções de acetona com concentrações crescentes, infiltradas com resina epon e cozidas durante a noite a 65 C. Foram preparadas secções ultrafinas (80 nm), coradas com acetato de uranilo a 2% e citrato de chumbo e observadas num microscópio eletrónico Hitachi (H7500; Japão) a 70 kV. Registámos imagens com uma câmara digital CCD de alta resolução gatan 830.

2.3. Avaliação dos níveis de resíduos de SDS em andaimes de rim DC

Os níveis de resíduos de SDS foram avaliados por espetrofotómetro de ultravioleta-visível (UV-VIS). A água no interior dos andaimes de rim DC (n ¼ 5) foi removida com uma esponja e os andaimes foram digeridos com proteinase K (100 mg/mg; Biomiga, EUA) no tampão de lise de proteínas a 50 C durante a noite e centrifugados (14 000 g) durante 5 minutos para remover o precipitado. A absorção de luz do sobrenadante a 499 nm foi medida e o conteúdo de SDS no sobrenadante foi calculado de acordo com a curva padrão de absorção de concentração, que foi gerada medindo a absorvância a 499 nm de oito soluções com concentrações conhecidas de SDS, conforme relatado anteriormente.

2.4. Modelo de rato de regeneração renal com andaimes de rim DC

Todos os procedimentos envolvendo o uso de animais, alojamento e cirurgia foram aprovados pela administração da Wenzhou Medical University. Foram utilizados ratos Sprague Dawley machos de 2 meses de idade (peso corporal médio: 250 g), divididos em dois grupos de tratamento. Os ratos de controlo foram parcialmente nefrectomizados sem qualquer reparação de andaimes, enquanto os ratos de tratamento foram submetidos a nefrectomia parcial reparada com andaimes renais DC (n ¼ 40 em cada grupo). Os animais foram anestesiados com uma injeção intraperitoneal de hidrato de cloral (6,1/kg de peso corporal) e foi feita uma incisão abdominal paramediana desde o púbis até ao xifoide para expor o rim esquerdo. No início da operação, foi injetado 1 ml de heparina (50 U/ml) através da veia cava inferior. Depois de separar a cápsula renal esquerda, a artéria e a veia renais foram clipadas com um clip hemostático de micro-ligação (W40130; Chen-He Microsurgical Instruments Factory, China), altura em que o temporizador foi iniciado para garantir que a isquémia renal era mantida durante menos de 10 minutos. O rim esquerdo foi transeccionado ligeiramente abaixo da pelve renal (removendo cerca de 1/3 do parênquima renal). Nos animais do grupo de tratamento, a ferida foi enxertada com o 1/3 inferior da estrutura de DC, suturando as cápsulas externas entre o rim excisado e a estrutura de DC. Os rins de controlo foram suturados diretamente após a excisão. Após a reperfusão, o rim esquerdo foi monitorizado durante 20 minutos, antes de se fechar a parede abdominal, para verificar se existia uma fuga de sangue. Após a cirurgia, todos os animais tiveram acesso ilimitado a ração de rato e água contendo penicilina e estreptomicina.

2.5. Ecografia B-scan

Foram obtidas imagens de ultrassonografia B-scan de ambos os rins nas semanas 1, 2 e 4 para avaliar o tamanho, a forma e a localização do órgão, bem como o fluxo sanguíneo para a área em ratos anestesiados. Foi colocada uma sonda de 15 MHz (ML6-15; General Electric Company, EUA) no espaço intercostal inferior esquerdo, na linha axilar média. O fígado foi utilizado como uma "janela acústica" para apontar a sonda ligeiramente para trás (em direção ao rim). Em seguida, a sonda foi balançada suavemente (para cima e para baixo ou de um lado para o outro) para digitalizar todo o rim.

2.6. Tomografia computorizada por emissão de fotões digitais (SPECT)

Os exames com radionuclídeos foram efectuados nas semanas 4, 6 e 8 num EPIC Vertex SPECT de cabeça dupla equipado com um colimador LEGP (V-60; ADAC, EUA). Os animais foram privados de alimentos durante a noite e anestesiados com hidrato de cloral (6,1 g/kg de peso corporal) 10 minutos antes da aquisição de imagens. Os ratos foram injectados por via intravenosa com 100 mCi de^{99m} Tc-DTPA (Jiangsu Institute of Nuclear

Medicine, China) e, em seguida, submetidos a uma SPECT dinâmica de 30 minutos imediatamente após a injeção. Para a quantificação da PET, foram incluídos os rins direito e esquerdo inteiros e todas as imagens foram analisadas pelo método de Gates [24].

2.7. Análise histológica e de imunofluorescência

As amostras foram preparadas para análises histológicas e de imunofluorescência seguindo os protocolos padrão para inclusão em parafina. Na análise histológica, as secções de rim montadas foram coradas com hematoxilina e eosina (H&E) para visualizar os núcleos (azul), o citoplasma e o tecido conjuntivo (rosa). Para a imunofluorescência, após desparafinização, reidratação e recuperação de antigénio, as secções foram bloqueadas com 5% de soro bovino normal em PBS durante 30 minutos. As secções foram então incubadas com anticorpos primários durante a noite a 4 C. Os anticorpos primários utilizados foram os seguintes: anti-nestina de ratinho (1:200; Abcam, Reino Unido) e anti-AQP1 de coelho (1:200; Abcam). Depois de serem lavadas em PBS, as secções foram incubadas com anticorpos secundários específicos da espécie conjugados com 488 ou 594 (Chemicon, EUA) durante 2 h. As lâminas foram observadas com um microscópio fluo-rescente Olympus e as imagens foram captadas utilizando o Olympus soft image viewer. A intensidade da imunorreactividade foi quantificada utilizando o software Image-Pro Plus 6.0 (Media Cybernetics, EUA).

2.8. Ensaio de imunoabsorção enzimática (ELISA) para análise quantitativa de citocinas em andaimes renais de CD

A proteína total nos andaimes de rim DC ou no rim intacto foi extraída utilizando um kit ELISA (R&D Systems, EUA). As concentrações de várias citocinas, incluindo VEGF, TGF, HGF, IL-8, CTGF, FGF e PDGF, foram analisadas com um leitor de microplacas a 450 nm [25].

2.9. Análise estatística

Os resultados quantitativos foram apresentados como desvio-padrão médio. O teste t de amostras independentes foi utilizado para revelar diferenças no nível de citocinas e na intensidade da imunofluorescência entre os diferentes grupos. O nível de significância foi fixado em 0,05 e o SPSS 17.0 (SPSS Inc., Chicago, EUA) foi utilizado para as análises

3. Resultados

3.1. Caracterização das estruturas de rim DC

Após a descelularização com perfusão contínua de detergente, as estruturas de rim DC tinham um aspeto algo transparente (Fig. 1A). A moldagem por corrosão vascular mostrou que a árvore vascular nas estruturas de rim DC estava bem mantida em comparação com o rim intacto (Fig. 1B,C). A coloração H&E revelou que não foram observados núcleos corados a azul, mas que os componentes corados a rosa estavam presentes nas estruturas de rim DC em comparação com o controlo (Fig. 1D,E). Os componentes corados a rosa incluem o citoplasma e a matriz extracelular, o que pode refletir a diferença morfológica na coloração H&E entre o rim intacto e as estruturas renais de CD (Fig. 1D,E). Além disso, foram utilizadas as colorações de PAS e Masson para examinar a MEC (por exemplo, polissacáridos e colagénio), tendo-se verificado que as estruturas com coloração positiva estavam presentes nas estruturas de rim DC sem interrupção (Fig. 1F,G). Por último, a observação por microscopia eletrónica indicou que a estrutura nuclear não foi encontrada, mas a integridade da matriz extracelular não foi perturbada nas estruturas renais de CD, como demonstrado pela presença da membrana contínua da cápsula de Bowman, da membrana basal dos capilares glomerulares e da matriz mesangial (Fig. 1H). Em conjunto, as estruturas renais de CD preparadas no nosso estudo perdem células renais mas mantêm a árvore vascular normal e a matriz extracelular contínua.

Considerando que o SDS é tóxico para as células, utilizou-se o UV-VIS para avaliar os níveis de resíduos de SDS nos andaimes. Foi gerada uma curva de concentração padrão para SDS através da medição da absorvância de oito concentrações conhecidas diferentes de SDS. De acordo com esta curva padrão, a concentração média residual de SDS nas estruturas de rim DC foi de 50,0 1,7 mg/g, o que é inferior ao nível seguro de 133,3 mg/g [26].

Para avaliar o potencial dos scaffolds renais de DC para a regeneração renal, realizámos um ensaio ELISA para quantificar os níveis de várias citocinas. Como se pode ver na Fig. 1I, os níveis das citocinas HGF, CTGF, TGF-b e VEGF nos scaffolds de rim de CD eram semelhantes aos do rim intacto, embora alguns deles (IL-8, FGF e PDGF) fossem inferiores aos do rim intacto. Assim, embora os rins de rato tenham sido completamente descelularizados, algumas citocinas ainda permaneciam no interior dos scaffolds em concentrações que poderiam ser suficientes para contribuir para a regeneração renal após a lesão.

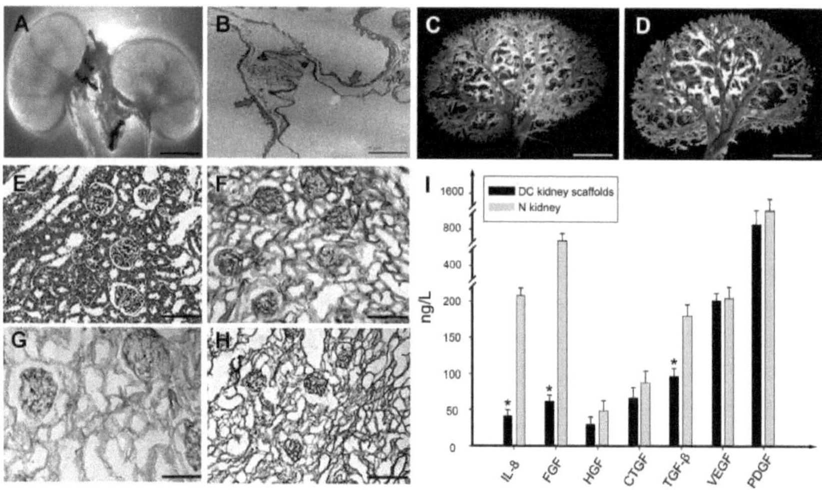

Fig. 1. Caracterização das estruturas de rim DC. (A) Aspeto geral das estruturas de rim de CD colhidas. (B) A observação por microscopia eletrónica mostra uma matriz extracelular intacta na estrutura de rim de CD. As setas azuis indicam a membrana da cápsula de Bowman, uma seta verde indica a membrana basal dos capilares glomerulares e uma estrela vermelha aponta para a matriz mesangial. (C, D) O molde de corrosão vascular mostra uma árvore vascular normal do andaime renal DC (D) em comparação com o rim intacto (C). (E, F) A coloração H&E mostra a existência de núcleos com coloração azul no rim intacto (E), mas não no andaime de rim DC (F). (G) A coloração PAS mostra a presença da MEC (por exemplo, membranas basais) na estrutura do rim DC. Note-se que as alças capilares dos glomérulos são claramente visíveis. (H) A coloração de Masson mostra que as fibras colagénicas com coloração verde na estrutura do rim DC. (I) Ensaio quantitativo de citocinas nas estruturas renais de CD. O nível de PDGF CTGF, TGF-b e VEGF no rim de CD não é diferente do do rim nativo, enquanto o de IL-8, FGF e HGF é reduzido. Barras de cicatrização ¼ 5 mm (A, C D), 100 mm (EeH) e 5 mm (B).

3.2. Degeneração renal em andaimes de rins DC

O potencial regenerativo das estruturas renais de CD foi testado através de enxertos em rins de rato parcialmente nefrectomizados (Fig. 2A). O 1/3 inferior do rim foi removido e as estruturas renais de DC de tamanho semelhante (painel inferior esquerdo) foram enxertadas na extremidade cortada. Os ratos com rins suturados na extremidade cortada foram utilizados como controlo. Tal como demonstrado pela ultrassonografia B-scan não invasiva realizada nas semanas 1, 2 e 4 após a cirurgia, os rins tratados com andaimes de CD apresentaram algum crescimento macroscópico, ao passo que os rins de controlo não (Fig. 2B,C). Além disso, foram observados sinais óbvios de corrente sanguínea na área de RDS a partir de 2 semanas após o transplante de RDS (Fig. 2B,C).

Para examinar a regeneração com mais pormenor, alguns ratos foram sacrificados 1, 2, 4 e 8 semanas após a cirurgia e os seus rins foram retirados para análise. Tal como se mostra na Fig. 3AeH, verificou-se um recrescimento macroscópico do tecido renal nos andaimes de enxerto de rim DC no grupo experimental, tendo o enxerto de andaimes evoluído primeiro para tecido de granulação e depois para uma cicatriz na 8ª semana. Este recrescimento também se reflectiu num movimento descendente de uma fronteira entre o tecido regenerado e os andaimes ao longo do tempo (linhas na Fig. 3AeH). O tamanho do rim regenerado foi medido 4 semanas após o transplante, e mostrou um aumento significativo em comparação com os controlos (Fig. 2C; controlo, 1,35 0,05 cm 0,75 0,05 cm; andaimes enxertados, 1,50 0,1 cm 0,76 0,08 cm; n ¼ 10 para cada, $P < 0,05$).

O exame microscópico mostrou que o tecido obtido das regiões acima do limite entre o tecido regenerado e os suportes (área marcada a amarelo na Fig. 3AeD) continha as células do parênquima renal na 1.ª e 2.ª semanas, e estas adquiriram uma morfologia tubular e glomerular na 4.ª e 8.ª semanas após o enxerto (Fig. 3IeL). Nesta área, foram também observadas numerosas células escuras coradas com hematoxilina, tendo estas pequenas células diminuído gradualmente em número ao longo do tempo; trata-se provavelmente de células inflamatórias (Fig. 3IeL). Em contraste, o tecido da região abaixo do limite continha a MEC dos andaimes corada com eosina e células coradas com hematoxilina que também foram reduzidas ao longo do tempo (Fig. 3MeP). Em conjunto, os dados acima referidos demonstram uma aparente regeneração do tecido renal nas estruturas renais de CD de rins parcialmente excisados.

Tendo verificado a regeneração morfológica no rim enxertado com andaimes de CD, foi-nos promovido verificar se existe alguma recuperação funcional. Foram efectuados exames renais com radionuclídeos às 6 e 8 semanas após o enxerto. Os rins enxertados com o tecido de andaime de CD não mostraram uma taxa de filtração glomerular melhorada até às 6 semanas, em comparação com os controlos (Fig. 4B). Seis semanas após a cirurgia, tanto os rins experimentais como os de controlo apresentavam um atraso muito ligeiro na perfusão renal, bem como algum grau de atraso na excreção (Fig. 4C,D).

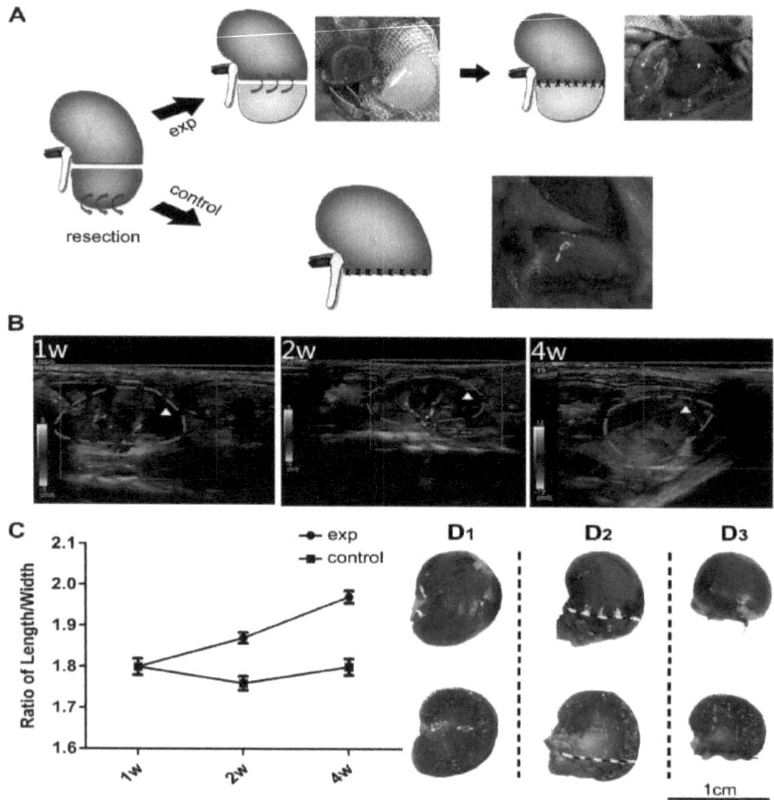

Fig. 2. Os procedimentos de enxerto e a regeneração do tecido renal em andaimes de rins de CD mostrados por ultrassonografia B-scan e o aspeto macroscópico dos rins explantados. (A) Mostrando os procedimentos de enxerto de andaimes de rim DC. Aproximadamente 1/3 do rim esquerdo foi excisado transversalmente de cada rato, e estruturas de tamanho semelhante (seta no painel inferior esquerdo) foram enxertadas na extremidade cortada por sutura das cápsulas externas. A extremidade cortada no grupo de controlo foi suturada diretamente. (B) Imagens de ultrassonografia B-scan do andaime renal DC enxertado obtidas nas semanas 1, 2 e 4 para avaliar o tamanho, a forma e o fluxo sanguíneo para os rins. Os círculos amarelos representam os rins esquerdos, os triângulos brancos representam a área dos andaimes implantados, os sinais vermelhos representam o fluxo sanguíneo arterial e os azuis o fluxo venoso. (C) Comparação do eixo longo do rim medido por ultrassonografia B-scan. N ¼ 5 para cada, P < 0,05. (D) Aspeto bruto dos andaimes renais explantados nas semanas 8. D1, D2, D3 mostram o rim direito e o grupo de andaimes de rim DC enxertados e o grupo de controlo, respetivamente.

Numa tentativa de caraterizar as células regenerativas encontradas nos rins enxertados com o andaime, começámos por observar a distribuição das células imunologicamente positivas para a nestina, um marcador de células estaminais/progenitoras renais. No rim intacto, a imunorreactividade da nestina estava apenas distribuída nos glomérulos (Fig. 5A). Nos rins enxertados com andaime, examinámos a expressão da nestina no tecido localizado acima da fronteira entre o tecido recém-degenerado e o andaime renal DC em diferentes momentos pós-cirurgia. À 1 semana, para além da sua distribuição glomerular típica, muitas células positivas para nestina estavam também presentes nos túbulos renais e no interstício perto do bordo incisal (Fig. 5B, C1, D1), mas foram visivelmente reduzidas às 2 semanas (Fig. 5C2, D2) e tornaram-se indetectáveis à 8ª semana (Fig. 5C3, C4, D3, D4). Nesta altura, as células positivas para nestina estavam apenas presentes nos glomérulos (Fig. 5C4, D4). No rim de controlo, a imunorreactividade da nestina foi observada nos glomérulos e em algumas células dispersas perto do limite na semana 1, mas não estavam presentes em momentos posteriores (Fig. 5E). Além disso, foi examinada a expressão de aquaporina-1 (AQP-1), uma proteína de canal tipicamente localizada em túbulos proximais maduros [27]. A AQP-1 não foi observada nas primeiras duas semanas após a cirurgia, mas muitas células positivas para AQP-1 foram observadas nos rins enxertados com andaime nas semanas 3 e 4 (Fig. 5D).

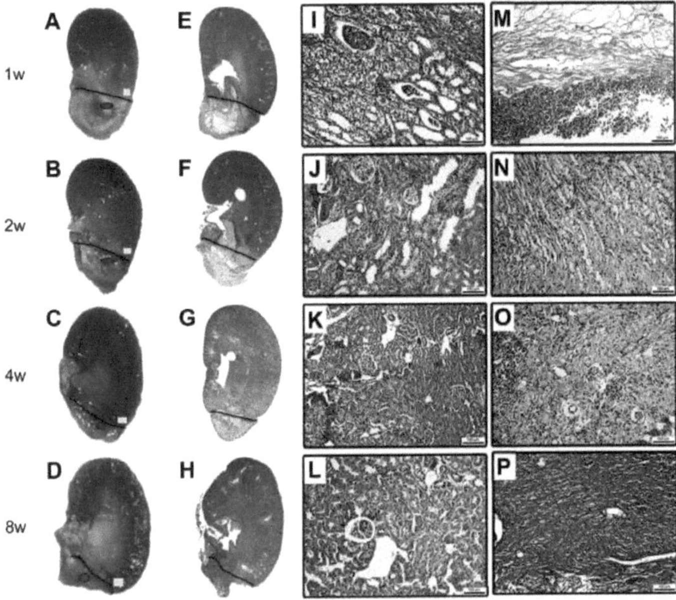

Fig. 3. Recuperação dos rins experimentais ao longo de 8 semanas. (AeH) As imagens macroscópicas mostram secções transversais longitudinais de rins experimentais inteiros (observação macroscópica: AeD; observação ao microscópio estereoscópico: EeH) nas semanas 1, 2, 4 e 8 após a cirurgia. A linha preta representa a fronteira entre o parênquima renal e o suporte de DC enxertado. A área amarela e a área azul foram removidas para exame de microscopia ótica, mostradas em IeL e M P, respetivamente. (IeP) A coloração H&E mostra o parênquima renal (IeL; quadrados amarelos em AeD) e a estrutura de DC (MeP; elipses azuis em AeD) nos quatro momentos. Na semana 1, o parênquima renal estava gravemente danificado, apresentando uma atrofia glomerular e tubular extensa e uma infiltração generalizada de células inflamatórias (I). Na semana 2, a atrofia dos tecidos foi reduzida no

parênquima renal lesionado (J), tendo sido observado um ligeiro edema na semana 4 (K). Na semana 8, o parênquima renal tinha recuperado para um estado quase normal (L). No andaime DC, foram observadas células inflamatórias infiltradas ao longo da margem na semana 1 (M). Na semana 2, todo o enxerto de scaffold tinha sido infiltrado (N). O tecido de granulação começou a formar-se na semana 4 (O) e transformou-se em tecido cicatricial na semana 8 (P). Para a coloração H&E em rim intacto, ver Fig. 1D. Barras de escala ¼ 100 mm (IeP).

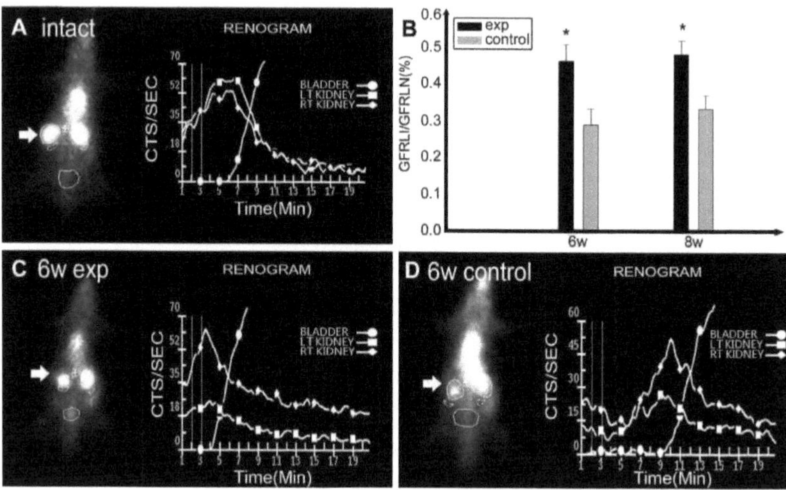

Fig. 4. Análise de radionuclídeos que demonstra uma melhoria notável da TFG em comparação com o controlo. (A) A função renal normal em ratos saudáveis intactos foi utilizada como parâmetro de comparação. O painel da esquerda é uma imagem dinâmica renal. O painel inferior direito é o renograma que mostra a filtração e drenagem renais e o aparecimento do isótopo na bexiga, que também são expressos em CTS por segundo. (B) A análise estatística revelou diferenças significativas nas funções renais entre os grupos experimental e de controlo às semanas 6 e 8 (n ¼ 10 para cada; *P < 0,05). O eixo vertical é a taxa de filtração glomerular do rim esquerdo lesado (GFRLI), a taxa de filtração glomerular do rim esquerdo saudável (GFRLN), o indicador da TFG. (C, D) Análise de radionuclídeos dos rins experimentais (C) e de controlo (D) 6 semanas após a cirurgia. As setas brancas indicam o rim esquerdo.

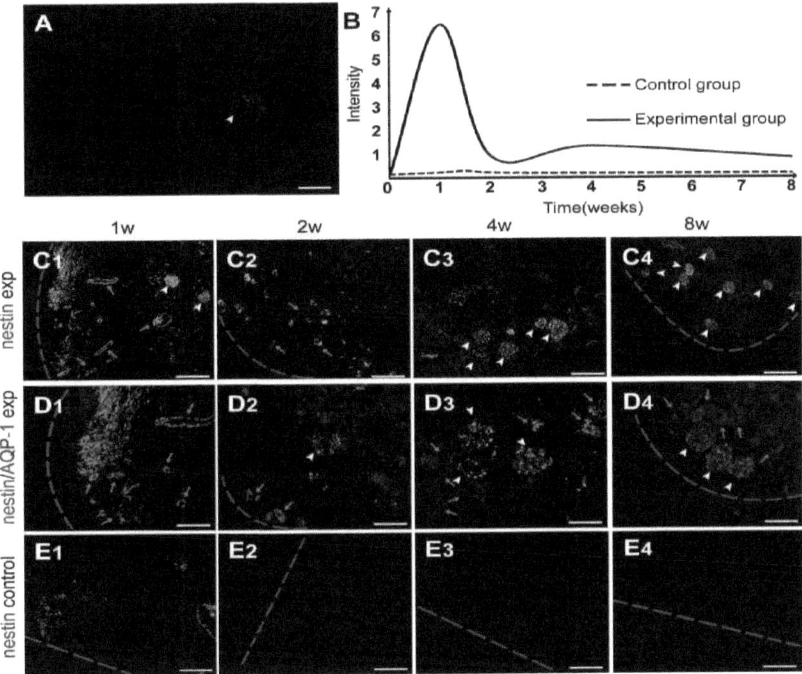

Fig. 5. A análise imunofluorescente mostra que estão presentes mais células positivas para nestina (verde) nos rins experimentais em comparação com os controlos. Os tecidos utilizados para a imunocoloração foram retirados da região localizada acima da fronteira entre o tecido recém-regenerado e o suporte em diferentes momentos. (A) A imunorreactividade da nestina está presente apenas nos glomérulos do rim intacto. (B) A análise quantitativa mostra uma imunorreactividade significativamente mais elevada da nestina nos rins experimentais em comparação com os controlos, com um pico pronunciado na primeira semana após a cirurgia. (C) As células positivas para nestina são mais abundantes e amplamente distribuídas nos rins experimentais. Para além dos glomérulos, a proteína nestina é também detectada nos túbulos corticais perto do bordo da incisão, especialmente na semana 1 (C1, C5). Na semana 8, a expressão da nestina está restrita aos gomérulos (C4, C8). (D) Dupla imunomarcação de nestina (verde) e aquaporina (vermelho). As células positivas para aquaporina quase não são observadas nos rins enxertados com andaimes na semana 1 ou 2 (D1, D2), mas aumentam muito na semana 4 e 8 (D3, D4). (E) Nos rins de controlo, só se observa uma fraca expressão de nestina na semana 1. Barras de escala ¼ 10 mm (A, D1eD4, E1eE4) e 25 mm (C1eC4).

4. Discussão

Os scaffolds de tecidos que contêm uma arquitetura vascular e de MEC intactas são uma grande promessa terapêutica no domínio da recuperação de órgãos, particularmente no caso de órgãos altamente vasculares [18,22,28,29]. Recentemente, Harald C. Ott e a sua equipa conseguiram recelularizar enxertos de rins de ratos [22] e Giuseppe Orlando e colegas implantaram com êxito enxertos de rins de ratos porcinos em porcos experimentais [30]. Nestes dois estudos, foi atingido um certo grau de recuperação renal funcional e física, mas é necessária mais investigação para transformar estas observações em resultados clinicamente relevantes. Os resultados aqui apresentados fornecem apoio adicional à hipótese de que os enxertos ortotópicos de andaimes de CDs podem induzir o crescimento macroscópico e a regeneração de rins danificados, promovendo assim a recuperação da função renal in vivo.

As nossas estruturas de rim de rato, que foram descelularizadas por perfusão contínua de detergente, mantiveram árvores vasculares intactas em todos os níveis hierárquicos. Os níveis residuais de detergente nas estruturas foram considerados insignificantes, muito abaixo do nível considerado seguro pela Food and Drug Administration. A ECM renal global também foi mantida e os níveis de várias citocinas foram mantidos.

A MEC representa um substrato ao qual as células podem aderir, mas também fornece apoio e pistas indutoras para a proliferação, diferenciação e migração celulares. Até à data, as tentativas de recriar um ambiente sintético que imite o da MEC revelaram-se, na sua maioria, infrutíferas [31]. Em particular, foi demonstrado que a topografia ou geometria específica da MEC desempenha um papel na promoção da diferenciação osteogénica [32]. Além disso, uma MCE artificial contendo a sequência IKVAV derivada da laminina-1 angiogénica demonstrou causar um aumento significativo do número e da área dos ramos vasculares na membrana corioalantóica da galinha [33]. No nosso modelo, os ratos foram parcialmente nefrectomizados (removendo aproximadamente 30% do parênquima renal do pólo inferior), e o tecido de suporte renal DC foi enxertado no rim ressecado antes de ser suturado. As imagens microscópicas revelaram que as células progenitoras estavam a migrar do rim lesionado para o tecido do andaime enxertado, sugerindo que a ECM intacta do andaime retém pistas químicas e/ou físicas suficientes para induzir a proliferação e diferenciação de células progenitoras renais presentes nas proximidades.

A análise imuno-histoquímica de secções de rim pós-cirurgia revelou um número significativo de células nestin-positivas na zona de reparação dos rins enxertados com scaffold. Através da interação do rim lesado com o RDS, foram observadas muitas células progenitoras renais nestin-positivas, especialmente na segunda semana. Estas observações sugerem que vários mecanismos distintos podem estar envolvidos na reparação renal regenerativa mediada por andaimes de CD. Em primeiro lugar, a presença do enxerto de andaime poderia contribuir potencialmente para a hemostase, protegendo/reparando fisicamente a superfície da ferida. Além disso, a MEC do andaime intacto pode abrigar locais de ligação para proteínas que estimulam a proliferação de células progenitoras renais, contribuindo assim para a reparação e regeneração dos rins. Finalmente, o tecido enxertado pode fornecer suporte físico, bem como pistas bioquímicas que promovem a migração de células renais do rim lesado para o andaime acelular.

No presente estudo, desenvolvemos um modelo experimental de recuperação renal induzida por andaime de CD em ratos, e focámos principalmente os aspectos mais macroscópicos da reparação renal. No futuro, pretendemos também explorar os mecanismos moleculares envolvidos neste processo e expandir o nosso modelo a outras espécies de teste, como ratos e porcos.

5. Conclusão

Em resumo, desenvolvemos um scaffold de rim de rato descelularizado (DC) com uma arquitetura global e concentrações significativas de várias citocinas que melhora a recuperação do rim após nefrectomia parcial, independentemente das células endógenas renais e de outros factores. Os principais mecanismos responsáveis por este efeito incluem o suporte mecânico do scaffold, a facilitação da migração celular e a regeneração. Investigações adicionais sobre factores terapêuticos e/ou células que podem ser semeadas no interior do scaffold descelularizado podem dar origem a uma nova terapia clínica para a recuperação renal no tratamento da doença renal crónica.

Agradecimentos

Os autores agradecem o contributo de Miaozhong Li e Zhiheng Rao para estes estudos. Os autores agradecem a Jiawei Li pela ajuda na imagiologia. Estes estudos foram efectuados com o apoio da Fundação Nacional de Ciências Naturais da China (81071576) e da Fundação de Ciências Naturais da Província de Zhejiang (LY12H15002, LY14H050005).

Apêndice A. Dados suplementares

O vídeo suplementar relacionado com este artigo pode ser encontrado em http://dx.doi.org/10.1016/j.biomaterials.2014.04.074.

Referências

[1] Jha V, Garcia-Garcia G, Iseki K, Li Z, Naicker S, Plattner B, et al. Doença renal crónica: dimensão e perspectivas globais. Lancet 2013;382:260e72.

[2] Franquesa M, Flaquer M, Cruzado JM, Grinyo JM. Regeneração e reparação do rim após o transplante. Curr Opin Organ Transplant 2013;18:191e6.

[3] Wen D, Ni L, You L, Zhang L, Gu Y, Hao C-M, et al. A regulação positiva da nestina nos túbulos proximais pode participar na migração celular durante a reparação renal. Am J Physiol Renal Physiol 2012;303:1534e44.

[4] Swetha G, Chandra V, Phadnis S, Bhonde R. As células epiteliais parietais glomerulares do rim murino adulto sofrem EMT para gerar células com características de progenitores renais. J Cell Mol Med 2011;15:396e413.

[5] Reule S, Gupta S. Regeneração do rim e células estaminais residentes. Organogénese 2011;7:135e9.

[6] Vogetseder A, Picard N, Gaspert A, Walch M, Kaissling B, Hirl ML. A capacidade de proliferação do túbulo proximal renal envolve a maior parte das células epiteliais diferenciadas. Am J Physiol Cell Physiol 2008;294:22e8.

[7] Humphreys BD, Valerius MT, Kobayashi A, Mugford JW, Soeung S, Duffield JS, et al. Intrinsic epithelial cells repair the kidney after injury. Cell Stem Cell 2008;2:284e91.

[8] Lin F, Moran A, Igarashi P. As células intrarrenais, e não as células derivadas da medula óssea, são a principal fonte de regeneração no rim pós-isquémico. J Clin Invest 2005;115:1756e64.

[9] Yamanaka S, Blau HM. Reprogramação nuclear para um estado pluripotente através de três abordagens. Nature 2010;465:704e12.

[10] Hanna JH, Saha K, Jaenisch R. Pluripotency and cellular reprogramming: facts, hypotheses, unresolved issues. Cell 2010;143:508e25.

[11] Li B, Cohen A, Hudson TE, Motlagh D, Amrani DL, Duffield JS. Mobilized human hematopoietic stem/progenitor cells promote kidney repair after ischemia/ reperfusion injury. Circulation 2010;121:2211e20.

[12] Ross EA, Williams MJ, Hamazaki T, Terada N, Clapp WL, Adin C, et al. As células estaminais embrionárias proliferam e diferenciam-se quando semeadas em suportes renais. J Am Soc Nephrol 2009;20:2338e47.

[13] Krause D, Cantley LG. Plasticidade da medula óssea revisitada: proteção ou diferenciação no túbulo renal? J Clin Invest 2005;115:1705e8.

[14] Morigi M. Mesenchymal stem cells are Renotropic, helping to repair the kidney and improve function in Acute renal Failure. J Am Soc Nephrol 2004;15:1794e804.

[15] Bonventre JV. Desdiferenciação e proliferação de células epiteliais sobreviventes na Insuficiência renal aguda. J Am Soc Nephrol 2003;14:55Se61S.

[16] Schuldiner M, Yanuka O, Itskovitz-Eldor J, Melton DA, Benvenist N. Effects of eight growth factors on the differentiation of cells derived from human embryonic stem cells. Proc Natl Acad Sci U S A 2000;97:11307e12.

[17] Badylak SF, Taylor D, Uygun K. Whole-organ tissue engineering: decellularization and recellularization of three-dimensional matrix scaffolds. Annu Rev Biomed Eng 2011;13:27e53.

[18] Orlando G, Booth C, Wang Z, Totonelli G, Ros CL, Moran E, et al. Rins humanos descartados como fonte de andaime ECM para tecnologias de regeneração renal.

Biomaterials 2013;34:5915e25.

[19] Ross EA, Abrahamson DR, St John P, Clapp WL, Williams MJ, Terada N, et al. Células estaminais de ratinho semeadas em andaimes de rim de rato descelularizados endotelizam e remodelam as membranas basais. Organogénese 2012;8:49e55.

[20] Park KM, Woo HM. Scaffolds de bioengenharia porcina como novas fronteiras na medicina regenerativa. Transplant Proc 2012;44:1146e50.

[21] Song JJ, Ott HC. Engenharia de órgãos baseada em andaimes de matriz descelularizada. Trends Mol Med 2011;17:424e32.

[22] Song JJ, Guyette JP, Gilpin SE, Gonzalez G, Vacanti JP, Ott HC. Regeneração e transplante ortotópico experimental de um rim de bioengenharia. Nat Med 2013;19:646e51.

[23] Nakayama KH, Batchelder CA, Lee CI, Tarantal AF. Decellularized rhesus monkey kidney as a three-dimensional scaffold for renal tissue engineering. Tissue Eng Part A 2010;16:2207e16.

[24] Melis M, de Swart J, de Visser M, Berndsen SC, Koelewijn S, Valkema R, et al. Dynamic and static small-animal SPECT in rats for monitoring renal function after 177Lu-labeled Tyr3-octreotate radionuclide therapy. J Nucl Med 2010;51:1962e8.

[25] Banks J, Muriel A, Smith JP. Attrition and health in ageing studies: evidence from ELSA and HRS. Longit Life Course Stud 2011;2.

[26] Nam CW, Kang SJ, Kang YK, Kwak MK. Inibição do crescimento celular e apoptose por nanotubos de carbono de parede única solubilizados com SDS em células epiteliais normais de rim de rato. Arch Pharm Res 2011;34:661e9.

[27] Hara-Chikuma M, Verkman AS. Aquaporin-1 facilita a migração de células epiteliais no túbulo proximal do rim. J Am Soc Nephrol 2006;17:39e45.

[28] Uygun BE, Soto-Gutierrez A, Yagi H, Izamis ML, Guzzardi MA, Shulman C, et al. Reengenharia de órgãos através do desenvolvimento de um enxerto de fígado recelularizado transplantável utilizando matriz de fígado descelularizada. Nat Med 2010;16:814e20.

[29] Serpooshan V, Zhao M, Metzler SA, Wei K, Shah PB, Wang A, et al. O efeito do adesivo de colagénio acelular de bioengenharia na remodelação cardíaca e na função ventricular após o enfarte do miocárdio. Biomaterials 2013;34:9048e55.

[30] Orlando G, Farney AC, Iskandar SS, Mirmalek-Sani SH, Sullivan DC, Moran E, et al. Produção e implantação de andaimes de matriz extracelular renal a partir de rins de suínos como uma plataforma para investigações de bioengenharia renal. Ann

Surg 2012;256:363e70.

[31] Chen XD. A matriz extracelular proporciona um nicho ideal para a manutenção e propagação de células estaminais mesenquimais. Birth Defects Res C Embryo Today 2010;90:45e54.

[32] Seo CH, Furukawa K, Suzuki Y, Kasagi N, Ichiki T, Ushida T. Um substrato topograficamente optimizado com micropadrões de rede bem ordenados para melhorar a diferenciação osteogénica de células estaminais mesenquimais murinas. Macromol Biosci 2011;11:938e45.

Nakamura M, Yamaguchi K, Mie M, Nakamura M, Akita K, Kobatake E. Promoção da angiogénese por uma proteína artificial da matriz extracelular que contém a sequência IKVAV derivada da laminina-1. Bioconjug Chem 2009;20:1759e64.www.impactjournals.com/oncotarget/ Oncotarget, Advance Publications **201**

Capítulo 2

A angiogénese na regeneração renal mediada por andaimes descelularizados

Jin Mei, Yaling Yu, Miaozhong Li, Shanshan Xi, Sixiao Zhang, Xiaolin liu, Junqun Jiang, Zhibin Wang, Jianse Zhang, Yuqiang Ding, Xinfa Lou, Maolin Tang

Resumo

Há um número crescente de pacientes submetidos a nefrectomia parcial, e a recuperação da função renal perturbada é imperativa após a nefrectomia parcial. Anteriormente, demonstrámos que as plataformas descelularizadas (DC) podiam mediar a regeneração do rim residual e, assim, melhorar a função renal perturbada após nefrectomia parcial. No entanto, as alterações celulares, incluindo a angiogénese na estrutura de DC implantada, ainda não foram elaboradas. Neste estudo, observámos que o suporte promoveu a proliferação de células endoteliais da veia umbilical humana (HUVEC) que aderiram ao suporte de CD *in vitro*. Em seguida, examinámos as alterações patológicas do enxerto de CD implantado *in vivo e verificámos* uma diminuição do volume do suporte e uma angiogénese dramática no interior do suporte. A densidade média de microvasos (aMVD) aumentou na fase inicial, mas diminuiu na fase posterior após o transplante. O nível de expressão do fator de crescimento endotelial vascular (VEGF) apresentou alterações dinâmicas semelhantes. Além disso, muitas células endoteliais (CEs) e células progenitoras endoteliais (EPCs) foram distribuídas na região que continha angiogénese ativa no suporte. No entanto, o enxerto implantado tornou-se fibroso e a angiogénese degradou-se na fase final, cerca de 8 semanas após o transplante. Os nossos dados indicam que o scaffold de CD pode ser vascularizado *in vivo* e são discutidos os possíveis mecanismos.

Introdução

A nível mundial, o carcinoma das células renais (CCR) é o nono cancro mais frequente, havendo um número crescente de doentes submetidos a nefrectomia parcial [1]. Apesar de o rim ter uma relativa compensação funcional, alguns casos de CCR podem evoluir para insuficiência renal crónica [2]. Os doentes que vivem com um rim unilateral têm um risco relativamente maior de sofrer de insuficiência renal crónica [3]. Atualmente, as estratégias terapêuticas da insuficiência renal crónica incluem diálise de alto custo e transplante renal, que é sempre escasso.

A engenharia de tecidos parece constituir uma opção alternativa para resolver este problema. Nos últimos anos, a investigação sobre os suportes de CD registou progressos notáveis. Foram utilizados na clínica tecidos artificiais baseados nos tecidos de CD como suporte, tais como vasos [4], nervos [5], traqueia [6, 7] e pele [8, 9]. Mais recentemente, os órgãos sólidos artificiais, tais como o coração [10], o fígado [11], o pulmão [12, 13] e o rim [14, 15], foram objeto de avanços na investigação pré-clínica. Os suportes de CD apresentam as seguintes vantagens Devido à sua origem natural, têm uma biocompatibilidade superior à de outros biomateriais e podem fornecer a estrutura tridimensional original nativa e um grande número de citocinas para a proliferação e diferenciação celular. Além disso, as proteínas residuais nos suportes de CD podem regular as vias de transdução de sinais, modulando a atividade das moléculas de sinalização [16]. As vantagens acima referidas foram identificadas por estudos *in vitro*, mas ainda não se conhece bem o efeito do transplante *in vivo* de andaimes de CD e os possíveis mecanismos subjacentes à regeneração de órgãos mediada por andaimes de CD.

Anteriormente, verificámos com sucesso a regeneração dos vasos renais no rim descelularizado pós-implantação *in vivo* [17]. Transplantámos toda a estrutura descelularizada para o rato que foi submetido a uma cirurgia de nefrectomia esquerda. Os marcadores proteicos (ou seja, SMA e CD31) foram regenerados, as fibras elásticas nos vasos estavam intactas e a espessura das paredes vasculares aumentou após a cirurgia com o passar do tempo. Também efectuámos a regeneração de rins residuais utilizando uma estrutura de rim de CD para reparar rins parcialmente ressecados [18]. Implantámos o andaime *in vivo* no rim residual de ratos com ressecção parcial, esperando que as células do rim residual migrassem para o andaime. Curiosamente, o rim residual continuou a regenerar-se em direção à extremidade distal do andaime e o andaime degradou-se gradualmente, em vez de as células renais migrarem para o andaime. O mecanismo celular subjacente a este fenómeno permanece desconhecido e merece uma investigação mais aprofundada. Este estudo centra-se nas alterações celulares, incluindo a angiogénese no scaffold.

Resultados

Implantação de um andaime renal DC

Os scaffolds renais de DC foram preparados por perfusão detergente para implantação *in vivo*. Foi efectuada uma nefrectomia parcial do rim esquerdo. A porção inferior de 1/3 foi removida e, em seguida, a estrutura de DC de tamanho semelhante foi enxertada na extremidade cortada (Figura 1).

Alterações patológicas celulares na estrutura renal DC implantada

Para examinar mais detalhadamente as alterações patológicas celulares do enxerto implantado, alguns ratos foram sacrificados 1, 2, 4 e 8 semanas após a operação, e os seus rins foram recolhidos para análise. Como se pode ver na Figura 2A-2H, o enxerto implantado tornou-se mais pequeno ao longo do tempo. Na semana 1 e 2, o contorno da estrutura era relativamente claro, como demonstrado pelo aparecimento de células acumuladas na parte externa e menos células na parte interna do enxerto. Essas células pareciam ser células inflamatórias que se infiltraram no scaffold de CD. A partir da semana 4, o contorno do andaime ainda era visível, mas a diferença entre as partes externa e interna não era óbvia e, na semana 8, havia tecido semelhante a granulação no andaime (Figura 2H).

Os fibroblastos são as principais células componentes do tecido de granulação, sintetizam e segregam interleucina-8 (IL-8) [19] e o fator de crescimento do tecido conjuntivo (CTGF) [20]. Em seguida, realizámos ensaios ELISA para quantificar os níveis de duas citocinas, IL-8 e CTGF. O nível de IL-8 aumentou e atingiu o pico na semana 2 (Figura 2I), enquanto o CTGF foi diferente. Atingiu o ápice na semana 4 e depois iniciou um declínio lento (Figura 2J).

Angiogénese em implantes renais de DC

A coloração H & E mostrou que foram observadas muitas microvasos contendo glóbulos vermelhos na estrutura renal de DC implantada. Na semana 1, os microvasos estavam presentes apenas na parte exterior do suporte implantado (Figura 3A) e poucos estavam presentes na parte interior (Figura 3E). Nas semanas 2 e 4, os microvasos aumentaram em número e distribuíram-se por toda a estrutura implantada (Figura 3B, 3C, 3F, 3G), mas diminuíram drasticamente na semana 8 (Figura 3D, 3H, 3I).

Identificação da angiogénese na estrutura renal de CD implantada in vivo

As células endoteliais (CE) e as células progenitoras endoteliais (EPC) estão envolvidas na angiogénese [21]. Para confirmar ainda mais a presença de angiogénese no enxerto implantado, realizámos uma coloração de imunofluorescência para mostrar as CE com KDR e as EPC com KDR e CD133. Na semana 1, foram encontradas células KDR+ e CD133+ dispersas no suporte implantado. Na semana 2, muitas células KDR+ estavam distribuídas de forma linear, enquanto algumas células KDR+/ CD133+-duplamente positivas estavam dispostas na parede de estruturas semelhantes a lúmenes. Na semana 4, muitas células KDR+ estavam não só distribuídas linearmente, mas também dispostas na parede interna do lúmen semelhante a um vaso sanguíneo. As células KDR+ e CD133+ positivas estavam dispersas. Na semana 8, as células KDR+ e CD133+ positivas diminuíram. A análise Image-Pro plus mostrou que a intensidade das células relacionadas com a angiogénese (principalmente CE) aumentou na primeira semana, atingiu o pico na segunda semana e depois diminuiu.

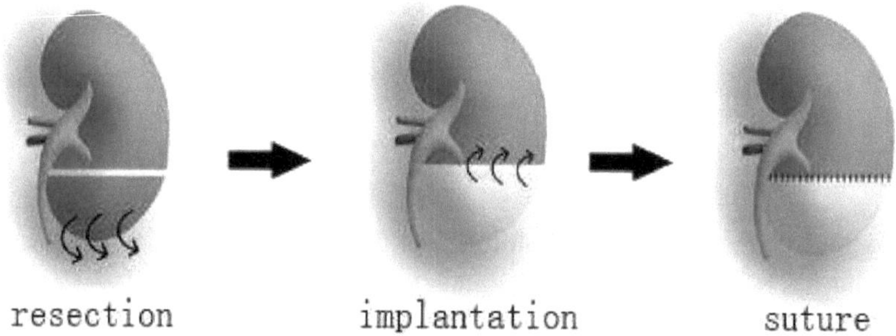

Figura 1: Implantação da plataforma de CD no rim ressecado *in vivo*. Primeiro, 1/3 inferior do parênquima renal esquerdo é transeccionado. Em seguida, um andaime de tamanho semelhante (parte branca do rim médio) é enxertado na extremidade cortada por sutura.

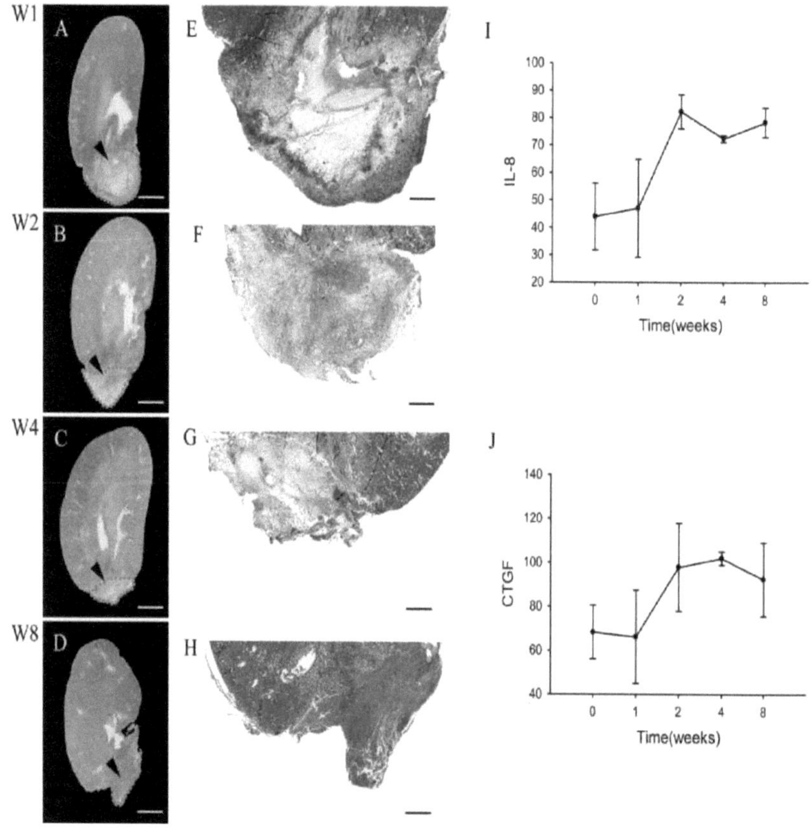

Figura 2: Alterações patológicas do enxerto implantado. (**A-D**) Secções transversais longitudinais de rins experimentais inteiros são observadas ao microscópio estereoscópico na semana 1 (A), 2 (B), 4 (C) e 8 (D). As estruturas indicadas por uma linha a negrito e tracejada a cinzento são os resíduos

das estruturas de rim DC implantadas. (**E-H**) Os exames de microscopia ótica mostram os resultados patológicos celulares dos enxertos implantados na semana 1 (E), 2 (F), 4 (G) e 8 (H), respetivamente. Na semana 1, é possível distinguir o contorno do scaffold implantado. A parte exterior da plataforma está infiltrada por células inflamatórias maciças, enquanto a parte interior não está. Na semana 2, as células inflamatórias também se infiltram profundamente na medula interna. Na semana 4, o enxerto implantado torna-se mais pequeno, e o contorno das partes interna e externa não é visível e as células inflamatórias também diminuem. Na semana 8, o enxerto implantado perde o seu contorno original, com formação de tecido de granulação. (**I-J**) O ensaio ELISA mostra o nível de duas citocinas IL-8 e CTGF no enxerto implantado ao longo do tempo. Barra de escala: A-D = 625 μm; E-H = 250 μm.

O VEGF é um dos principais contribuintes para a angiogénese, aumentando o número de capilares numa determinada rede

- e o FGF estimula a proliferação de fibroblastos e células endoteliais que dão origem à angiogénese [23]. O PDGF recruta células musculares lisas durante a angiogénese

Para conhecer o possível mecanismo subjacente à angiogénese, medimos os níveis de VEGF, FGF e PDGF nos enxertos implantados através de ensaios ELISA. O VEGF aumentou na semana 4, mas depois diminuiu. O FGF aumentou durante o período de 8 semanas após o transplante *in vivo*. O PDGF manteve-se praticamente inalterado.

Proliferação de HUVECs em sementeira em suportes de CD in vitro

As HUVEC foram utilizadas como um sistema modelo de laboratório para o estudo da angiogénese [25]. Como se mostra na Figura 5A, os dois antigénios KDR e CD31 foram utilizados para identificar HUVECs, e ambos os antigénios estavam localizados na membrana celular. Podem proliferar e produzir novas células extracelulares (Figura 5C). O ensaio de proliferação CCK-8 mostrou que, após a sementeira no suporte de CD, a capacidade de proliferação era ligeiramente superior no dia 1, mas mais frequentemente nos dias 3 e 7, em comparação com as células sem suporte (Figura 5B). Além disso, a adesão de HUVEC ao suporte renal também aumentou ao longo do tempo, como demonstrado pela taxa de adesão melhorada (Figura 5B). No primeiro dia após a sementeira no suporte, um pequeno número de HUVECs aderiu ao suporte e as HUVECs aderidas aumentaram no terceiro dia. No sétimo dia, as HUVEC aderiram à parede das estruturas semelhantes a vasos renais medianos nos suportes.

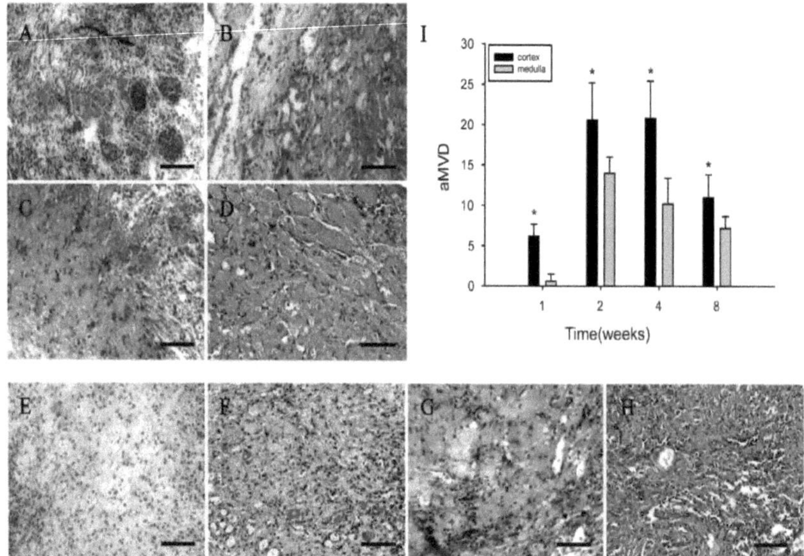

Figura 3: A coloração H & E mostra que a angiogénese está presente no scaffold implantado. (**A-D**) Estruturas tubulares preenchendo

com glóbulos vermelhos (setas) estão presentes na parte exterior do andaime implantado. (**E-H**): Estruturas tubulares preenchidas com glóbulos vermelhos (setas) estão presentes na parte interna. (**I**) mostra a densidade média de microvasos (aMVD) nas partes externa e interna. ***$p < 0,05$. Barra de escala: A-H = 50 µm.

Discussão

O sucesso da regeneração do rim residual no modelo acima foi relatado em nosso estudo anterior, conforme demonstrado pela recuperação funcional e pelos dados do exame macroscópico [18]. Os eventos celulares no tecido renal regenerado ainda são pouco conhecidos. Neste estudo, mostrámos que existem processos dinâmicos de angiogénese e fibrose na estrutura implantada, e estes resultados são úteis para compreender o papel da estrutura renal de CD na regeneração renal.

Anteriormente, folhas vascularizadas foram usadas para promover a regeneração de tecidos em modelo de transplante heterotópico, como na região subcutânea [26, 27] e no peritônio [28]. Em nosso modelo de implante ortotópico relatado anteriormente, o rim residual continuou a se regenerar até o final do enxerto. E neste trabalho, observámos que o próprio andaime era vascularizado. O fornecimento de sangue muito mais rico no rim do que no subcutâneo e no peritoneu pode ser um fator chave para a angiogénese após o transplante. No nosso modelo experimental, o scaffold implantado tornou-se mais pequeno com o passar do tempo e ocorreu angiogénese no scaffold. A

AMVD no scaffold implantado aumentou explosivamente 4 semanas após a implantação. Verificámos que os factores de crescimento relacionados com a angiogénese (i.e. VEGF, PDGF, FGF) apresentavam diferentes alterações dinâmicas no interior do scaffold implantado. O nível de VEGF atingiu um pico na semana 4, mas diminuiu drasticamente na semana 8. Enquanto que o PDGF permaneceu inalterado, mas o FGF manteve a tendência de aumento após o transplante *in vivo*. É provável que o scaffold possa desencadear ou promover a angiogénese através da libertação de algumas citocinas como o VEGF, o FGF e o PDGF. Esta ideia é apoiada pelos dados do aumento da proliferação de HUVECs semeadas no scaffold renal DC *in vitro*. Estudos anteriores demonstraram que a regeneração do órgão depende da angiogénese e que as citocinas parácrinas da angiogénese estimulam a regeneração dos tecidos adjacentes [29, 30]. Em conjunto, é possível que o andaime renal de CD liberte algumas citocinas angiogénicas, que promovem a proliferação de células endoteliais e contribuem para a angiogénese no andaime. Entretanto, as citocinas segregadas a partir da angiogénese estimulam a regeneração do rim residual no suporte. São necessários mais estudos para explorar esta possibilidade em pormenor.

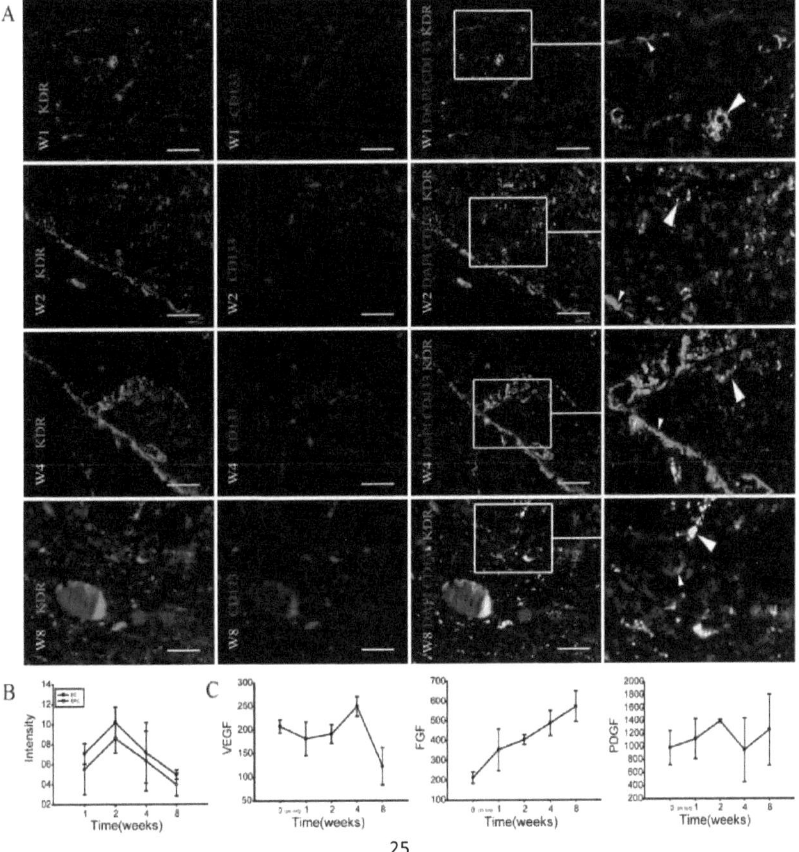

Figura 4: Identificação imunohistoquímica da angiogénese na estrutura renal implantada de DC. (**A**) A coloração por imunofluorescência mostra o marcador de células estaminais CD133 (vermelho) e o marcador de células endoteliais KDR (verde) na estrutura renal implantada de DC. As setas brancas apontam para as células marcadas com KDR/CD133. Na semana 1 (W1), encontram-se células KDR+ e células CD133+ dispersas. Na semana 2 (W2), muitas células KDR+ estão distribuídas de forma linear (cabeças de seta pequenas), enquanto algumas células marcadas com KDR/CD133 estão dispostas na parede da estrutura semelhante ao lúmen (cabeças de seta grandes). Na semana 4 (W4), muitas células KDR+ estão não só distribuídas linearmente, mas também dispostas na parede do lúmen semelhante a um vaso sanguíneo. Na semana 8 (W8), as células KDR+ e CD133+ positivas diminuem. (**B**) A análise Image-Pro plus mostra que a intensidade das células imunopositivas KDR+ e KDR+/CD133+ aumenta na semana 1, atinge o pico na semana 2 e depois diminui. A intensidade das células endoteliais (células KDR+) é superior à das células progenitoras endoteliais (células bicolores com marcação positiva). $*p < 0.05$. (**C**) Níveis de três citocinas relacionadas com a angiogénese VEGF, FGF, PDGF no enxerto implantado ao longo do tempo. Barra de escala: A = 50 μm.

Um estudo anterior revelou que a degradação da matriz extracelular é exagerada após a implantação *in vivo*, resultando assim na diminuição da migração das células endoteliais e na inibição da angiogénese [31]. De forma consistente, observámos que o andaime se tornou mais pequeno durante um período de 8 semanas após o transplante, e aMVD dentro do enxerto diminuiu drasticamente, o que foi acompanhado pela redução da intensidade de CEs e EPCs. Por outro lado, verificámos que o scaffold implantado se transformou em tecido de granulação, com aumento de CTGF, FGF e PDGF. Pode-se concluir que a proliferação de células inflamatórias e a degradação natural do scaffold implantado reduzem a angiogénese.

Os nossos resultados demonstram que os suportes renais de DC podem ser vascularizados. *In vitro,* as HUVEC podem aderir aos vasos renais da estrutura renal de DC e a sua capacidade de proliferação foi reforçada. *In vivo*, a aMVD no interior da estrutura aumentou primeiro, mas depois diminuiu. O nível de expressão do VEGF mostrou alterações dinâmicas semelhantes. Além disso, as CEs e EPCs foram distribuídas na região que continha angiogénese ativa no andaime. No entanto, o enxerto implantado tornou-se fibroso e a angiogénese degradou-se na fase final, cerca de 8 semanas após o transplante. Normalmente, a matriz extracelular segregada pelas células é degradada pelas células, tendo os possíveis mecanismos sido descritos até muito recentemente. [32, 33] Mas o mecanismo de degradação das plataformas implantadas não foi mencionado na literatura publicada. A regeneração do rim lesado mediada por andaimes de CD *in vivo* pode ser conseguida através da libertação de factores de crescimento relacionados com a angiogénese para promover a proliferação de CEs e EPCs, que contribuem para a angiogénese e a regeneração do rim.

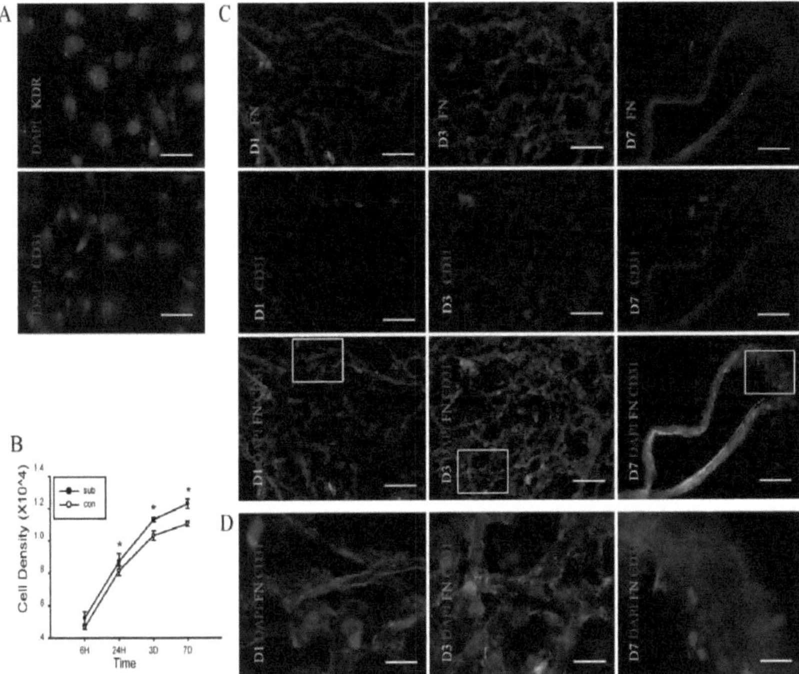

Figura 5: Proliferação de células endoteliais da veia umbilical humana (HUVEC) nos suportes renais de CD *in vitro*. (**A**) Identificação por imunofluorescência de KDR (verde) e CD31 (vermelho) em HUVEC. (**B**) O ensaio de proliferação CCK-8 mostra que, em comparação com as células sem os andaimes, as células semeadas nos andaimes proliferam muito nos dias 1, 3 e 7 após a sementeira no andaime. Existe uma diferença estatística na capacidade de proliferação entre as células com e sem andaimes de CD. (**C**) A imunofluorescência dupla mostra o suporte e as HUVEC com fibronectina (verde) e CD31 (vermelho), respetivamente. No primeiro dia após a sementeira no andaime, um pequeno número de HUVECs adere ao andaime. No terceiro dia, as HUVECs aderidas aumentam. No sétimo dia, as HUVEC aderem à parede da estrutura semelhante a um vaso renal mediano nos suportes. (**D**) As imagens de ampliação mostram os quadrados brancos na Figura. C. *$p < 0,05$ Barra de escala: A = 12,5 μm, C =50 μm D = 12,5 μm.

Materiais e métodos

1.1 Animais e andaimes renais DC

Os ratos Sprague Dawley (SD) com cerca de dois meses de idade e cerca de 250 g de peso foram obtidos no Centro de Animais de Laboratório da Universidade de Medicina de Wenzhou, província de Zhejiang, China. As experiências foram realizadas de acordo com as directrizes éticas para a utilização e tratamento de animais e o estudo foi aprovado pela administração da Wenzhou Medical University.

O nosso método de preparação das plataformas renais de CD foi descrito anteriormente [18]. Resumidamente, as soluções foram perfundidas através da aorta abdominal infrarrenal a uma velocidade aproximada de 8 ml/min na seguinte ordem: 50 U/ ml de heparina em solução salina tamponada com fosfato 0,01 M (PBS) durante 30 min, 0,1% de triton X- 100 durante 3 h, água desionizada durante 30 min, 0,8% (v/v) de lauril sulfato de sódio (SDS) durante 3 h e água desionizada contendo 100 U/ml de penicilina e 100 µg/ml de estreptomicina durante 24 h.

1.2 Transplante de andaimes renais DC

Os animais foram anestesiados com uma injeção intraperitoneal de hidrato de cloral (6 ml/kg de peso corporal) e foi feita uma incisão abdominal paramediana desde o púbis até ao xifoide para expor o rim esquerdo. No início da operação, foi injetado 1 ml de heparina (50 U/ml) através da veia cava inferior. Depois de separar a cápsula renal esquerda, a artéria e a veia renais foram clipadas com um clip hemostático de micro-ligação (W40130; Chen-He Microsurgical Instruments Factory, China), altura em que o temporizador foi iniciado para garantir que a isquémia renal era mantida durante menos de 10 minutos. O rim esquerdo foi transeccionado ligeiramente abaixo da pélvis renal (removendo cerca de 1/3 do parênquima renal) e a ferida foi enxertada com o 1/3 inferior da estrutura de DC, suturando as cápsulas externas entre o rim excisado e a estrutura de DC. Após a reperfusão, o rim esquerdo foi monitorizado durante 20 minutos antes de se fechar a parede abdominal, para verificar se existia uma fuga de sangue. Após a cirurgia, todos os animais tiveram acesso ilimitado a ração de rato e água contendo penicilina e estreptomicina.

1.3 Ensaio de sorção imune de tipo enzimático (ELISA) para análise quantitativa de citocinas

As proteínas totais nos andaimes implantados foram extraídas utilizando um kit ELISA (R & D Systems, EUA). As concentrações de citocinas, incluindo VEGF, IL-8, PDGF, FGF e CTGF, foram medidas com um leitor de microplacas a 450 nm [34].

1.4 Densidade média de microvasos

A densidade média de microvasos (aMVD) nos implantes de andaimes de CD foi avaliada através da coloração com hematoxilina-eosina (H & E), de acordo com o método descrito por Weidner et al. [35] Em primeiro lugar, os tecidos renais corados com H & E nos andaimes implantados foram examinados com uma ampliação reduzida (100x) para identificar pontos quentes da angiogénese. Nas áreas de pontos quentes, os microvasos foram contados num único campo de alta potência (200x) e o vaso médio contado em três pontos quentes foi considerado como o valor de aMVD. Todas as contagens foram efectuadas por três investigadores de forma cega. As comparações relativas à contagem de microvasos foram efectuadas entre os observadores e os resultados discrepantes foram reavaliados. O consenso foi utilizado como pontuação final para análise.

1.5 Sementeira de células endoteliais da veia umbilical humana em suportes de rim DC

As células endoteliais da veia umbilical humana (HUVEC) foram obtidas da PromoCell (Heidelberg, Alemanha) e foram cultivadas em meio DMEM suplementado com 10% de FBS a 37°C numa atmosfera humidificada com 50% de CO_2. Para os estudos, foram utilizadas apenas células da passagem 3-5. Os andaimes de rim DC foram cortados em secções de 100 μm de espessura e colados em lamelas de 12 mm (Hong da Medical Equipment Co., China). Antes de semear as células, as lamelas revestidas com andaimes e as lamelas não revestidas foram lavadas três vezes com PBS e depois imersas em solução de penicilina-estreptomicina (P1400, Solarbio Science

[7] Technology Co., China) durante a noite. Após a remoção dos antibióticos, as HUVEC foram semeadas a 20.000 células/cm2 em todas as lamelas em placas de 24 poços.

1.6 Ensaio de proliferação celular

A proliferação celular foi medida pelo Cell-Counting kit-8 (CCK-8) (Beyotime, Xangai, China) de acordo com as instruções do fabricante. As células foram incubadas em CCK-8 a 10%, diluído em meio de cultura normal, a 37°C, até ocorrer a conversão visual da cor. As taxas de proliferação foram determinadas às 6, 24, 72 e 148 horas após a sementeira em andaimes de rim DC.

1.7 Análise histológica e de imunofluorescência

As amostras foram preparadas para análises histológicas e de imunofluorescência seguindo os protocolos padrão para inclusão em parafina. Para a análise histológica, as secções de rim montadas foram coradas com hematoxilina e eosina.

Para a coloração por imunofluorescência, as secções foram bloqueadas com 5% de soro bovino normal em PBS durante 30 minutos. As secções foram então incubadas com anticorpos primários durante a noite a 4°C. Os anticorpos primários utilizados foram os seguintes: anti-VEGFR2 de ratinho (1:200; Abcam, Reino Unido), anti-CD133 de coelho (1:200; Abcam), anti-fibronectina de cabra (1:200; Abcam) e anti-CD31 de coelho (1:200; Abcam). Macchiarini P. O primeiro transplante de vias aéreas com engenharia de tecidos: 5- year follow-up results. Lancet. 2014; 383:238-244. Depois de lavadas em PBS, as secções foram incubadas em anticorpos secundários específicos da espécie conjugados com 488 ou 594 (1:100; Chemicon, EUA) durante 2 horas. As lâminas foram observadas com um microscópio fluorescente Olympus e as imagens foram captadas utilizando o Olympus soft image viewer. A intensidade da imunorreactividade foi quantificada utilizando o software Image-Pro Plus 6.0 (Media

Cybernetics, EUA).

1.8 Análise estatística

O SPSS 17.0 (SPSS Inc., Chicago, EUA) foi utilizado para a análise estatística. Os dados estatísticos foram apresentados como média ± desvio-padrão. O teste t de amostras independentes foi utilizado para comparar os níveis dos diferentes grupos experimentais. Os valores de $p < 0,05$ foram considerados estatisticamente significativos.

Agradecimentos e financiamento

Estes estudos foram efectuados com o apoio da Fundação de Ciências Naturais da Província de Zhejiang (LY12H15002, LY14H050005, LY14H180008, LY13H 030010) e o Departamento de Tecnologia Científica da Província de Zhejiang (2014C37005) e a Fundação Nacional de Ciências Naturais da China (81071576).

Conflitos de interesses

Os autores declaram não ter interesses financeiros concorrentes.

Referências

1. Jonasch E, Gao J, Rathmell WK. Renal cell carcinoma. Bmj. 2014; 349:g4797.

2. Venkatachalam MA, Griffin KA, Lan R, Geng H, SaikumarP, Bidani AK. Lesão renal aguda: um trampolim para a progressão da doença renal crónica. Am J Physiol Renal Physiol. 2010; 298:F1078-1094.

3. Lankadeva YR, Singh RR, Tare M, Moritz KM, DentonKM. Perda de um rim durante a vida fetal: consequências a longo prazo e lições aprendidas. Am J Physiol Renal Physiol. 2014; 306:F791-800.

4. Chemla ES, Morsy M. Ensaio clínico aleatório comparando ureter bovino descelularizado com politetrafluoroetileno expandido para acesso vascular. The British journal of surgery. 2009; 96:34-39.

5. Karabekmez FE, Duymaz A, Moran SL. Early clinical outcomes with the use of decellularized nerve allograft for repair of sensory defects within the hand. Hand (New York, NY. 2009; 4:245-249.

6. Gonfiotti A, Jaus MO, Barale D, Baiguera S, Comin C, Lavorini F, Fontana G, Sibila O, Rombola G, Jungebluth P, Macchiarini P. The first tissue-engineered

airway transplantation: 5-year follow-up results. Lancet. 2014; 383:238-244.

7. Macchiarini P, Jungebluth P, Go T, Asnaghi MA, Rees LE, Cogan TA, Dodson A, Martorell J, Bellini S, Parnigotto PP, Dickinson SC, Hollander AP, Mantero S, et al. Clinical transplantation of a tissue-engineered airway. Lancet (Londres, Inglaterra). 2008; 372:2023-2030.

8. Butler CE, Langstein HN, Kronowitz SJ. Pelvic, abdominal, and chest wall reconstruction with AlloDerm in patients at increased risk for mesh- related complications. Plastic and reconstructive surgery. 2005; 116:1263-1275; discussão 1276-1267.

9. Albo D, Awad SS, Berger DH, Bellows CF. Decellularized human cadaveric dermis provides a seif alternative for primary inguinal hernia repair in contaminated surgical fields. American journal of surgery. 2006; 192:e12-17.

1. Ott HC, Matthiesen TS, Goh SK, Black LD, Kren SM, Netoff TI, Taylor DA. Matriz descelularizada por perfusão: usando a plataforma da natureza para projetar um coração bioartificial. Nature medicine. 2008; 14:213-221.

11. Uygun BE, Soto-Gutierrez A, Yagi H, Izamis ML, Guzzardi MA, Shulman C, Milwid J, Kobayashi N, Tilles A, Berthiaume F, Hertl M, Nahmias Y, Yarmush ML, et al. Reengenharia de órgãos através do desenvolvimento de um enxerto de fígado recelularizado transplantável utilizando matriz de fígado descelularizada. Nature medicine. 2010; 16:814-820.

12. Ott HC, Clippinger B, Conrad C, Schuetz C, Pomerantseva I, Ikonomou L, Kotton D, Vacanti JP. Regeneration and orthotopic transplantation of a bioartificial lung. Nature medicine. 2010; 16:927-933.

13. Petersen TH, Calle EA, Zhao L, Lee EJ, Gui L, Raredon MB, Gavrilov K, Yi T, Zhuang ZW, Breuer C, Herzog E, Niklason LE. Tissue- engineered lungs for in vivo implantation (Pulmões com engenharia de tecidos para implantação in vivo). Science. 2010; 329:538-541.

14. Song JJ, Guyette JP, Gilpin SE, Gonzalez G, Vacanti JP, Ott HC. Regeneration and experimental orthotopic transplantation of a bioengineered kidney. Nature medicine. 2013; 19:646-651.

15. Ross EA, Williams MJ, Hamazaki T, Terada N, Clapp WL, Adin C, Ellison GW, Jorgensen M, Batich CD. Embryonic stem cells proliferate and differentiate when seeded into kidney scaffolds. Jornal da Sociedade Americana

de Nefrologia: JASN. 2009; 20:2338-2347.

16. Lelongt B, Ronco P. Role of extracellular matrix in kidney development and repair. Pediatric nephrology. 2003; 18: 731-742.

17. Zhang J, Wang Z, Lin K, Yu Y, Zhao L, Chu T, Wu L, Alkhawaji A, Li M, Shao Y, Li T, Lou X, Chen S, Tang M, Mei J. Regeneração in vivo de vasos renais após transplante de rins inteiros descelularizados. Oncotarget. 2015.

18. Yu YL, Shao YK, Ding YQ, Lin KZ, Chen B, Zhang HZ, Zhao LN, Wang ZB, Zhang JS, et al. Decellularized kidney scaffold-mediated renal regeneration. Biomaterials. 2014; 35:6822-6828.

19. Vlahopoulos S, Boldogh I, Casola A, Brasier AR. Nuclear fator- kappaB-dependent induction of interleukin-8 gene expression by tumor necrosis fator alpha: evidence for an antioxidant sensitive activating pathway distinct from nuclear translocation. Blood. 1999; 94:1878-1889.

20. Jun JI, Lau LF. Apontar para a matriz extracelular: CCN proteins as emerging therapeutic targets. Nature reviews Drug discovery. 2011; 10:945-963.

21. Bobryshev YV, Orekhov AN, Chistiakov DA. Vascular stem/progenitor cells: current status of the problem. Cell and tissue research. 2015.

22. Goto F, Goto K, Weindel K, Folkman J. Synergistic effects of vascular endothelial growth fator and basic fibroblast growth fator on the proliferation and cord formation of bovine capillary endothelial cells within collagen gels. Laboratory investigation; a journal of technical methods and pathology. 1993; 69:508-517.

23. Ornitz DM, Itoh N. Fibroblast growth factors. Genome biology. 2001; 2:REVIEWS3005.

24. Hoch RV, Soriano P. Roles of PDGF in animal development. Development. 2003; 130:4769-4784.

25. Park HJ, Zhang Y, Georgescu SP, Johnson KL, Kong D, Galper JB. Human umbilical vein endothelial cells and human dermal microvascular endothelial cells offer new insights into the relationship between lipid metabolism and angiogenesis. Stem cell reviews. 2006; 2:93-102.

26. Pileggi A, Molano RD, Ricordi C, Zahr E, Collins J, Valdes R, Inverardi L.

Reversão da diabetes através do transplante de ilhotas pancreáticas para um dispositivo subcutâneo neovascularizado. Transplantation. 2006; 81:13181324.

27. Fox IJ, Schafer DF, Yannam GR. Finding a home for cell transplants: location, location, location. American journal of transplantation: jornal oficial da Sociedade Americana de Transplantação e da Sociedade Americana de Cirurgiões de Transplantação. 2006; 6:5-6.

28. Yokoo T, Matsumoto K, Yokote S. Potential use of stem cells for kidney regeneration. International journal of nephrology. 2011; 2011:591731.

29. Ding BS, Nolan DJ, Guo P, Babazadeh AO, Cao Z, Rosenwaks Z, Crystal RG, Simons M, Sato TN, Worgall S, Shido K, Rabbany SY, et al. Sinais angiócrinos derivados do endotélio induzem e sustentam a alveolarização pulmonar regenerativa. 2011; 147:539-553.

30. Ding BS, Nolan DJ, Butler JM, James D, Babazadeh AO, Rosenwaks Z, Mittal V, Kobayashi H, Shido K, Lyden D, Sato TN, Rabbany SY, Rafii S. Inductive angiocrine signals from sinusoidal endothelium are required for liver regeneration. Nature. 2010; 468:310-315.

31. Elpek GO. Angiogénese e fibrose hepática. Revista mundial de hepatologia. 2015; 7:377-391.

32. Ruggiero C, Fragassi G, Grossi M, Picciani B, Di Martino R, Capitani M, Buccione R, Luini A, Sallese M. A Golgii-based KDELR-dependent signalling pathway controls extracellular matrix degradation. Oncotarget. 2015; 6:3375-3393.

33. Albeiroti S, Ayasoufi K, Hill DR, Shen B, de la Motte CA.

Hialuronidase-2 plaquetária: uma enzima que se transloca para a superfície após a ativação para funcionar na degradação da matriz extracelular. Blood. 2015; 125:1460-1469.

34. Engvall E, Perlmann P. Enzyme-linked immunosorbent assay (ELISA). Ensaio quantitativo da imunoglobulina G. Immunochemistry. 1971; 8:871-874.

35. Weidner N, Semple JP, Welch WR, Folkman J. Tumor angiogenesis and metastasis- correlation in invasive breast carcinoma. New England Journal of Medicine. 1991; 324:1-

Capítulo 3

As EPC melhoram a angiogénese na regeneração renal

Xin Wang, Yaling Yu, Miaozhong Li, Ali Alkhawaj, Chuan Chen, Xiaolin Liu, Junqun Jiang, Jianse Zhang, Zhibin Wang, Ting Li, Weiwen Zhang e Jin Mei

Resumo

As plataformas renais descelularizadas foram previamente utilizadas para a regeneração renal após nefrectomia parcial, na qual a angiogénese desempenhou um papel fundamental. Neste estudo, os ratos foram submetidos a nefrectomia parcial e reparados com andaimes renais descelularizados. Subsequentemente, as EPCs marcadas foram injectadas por via intravenosa nos ratos do grupo das EPCs e o grupo de controlo recebeu uma quantidade igual de solução salina tamponada com fosfato (PBS). Escolhemos como ponto de tempo 1, 2 e 4 semanas após a operação. A análise da densidade microvascular média (aMVD) revelou uma maior angiogénese no grupo das EPCs em comparação com o grupo de controlo. A expressão dos factores de crescimento angiogénico, incluindo o fator de crescimento endotelial vascular (VEGF), o fator de crescimento derivado das plaquetas (PDGF) e o fator induzido pela hipóxia 1-alfa (HIF-1α), foi geralmente mais elevada no grupo das EPCs em todas as semanas (1, 2 e 4), tendo atingido o seu pico na semana 2. Observou-se que as EPCs se alojaram no local da lesão renal, promovendo a angiogénese através da interface parênquima renal-scaffold, que pode ser usada como ponte para as EPCs migrarem para os scaffolds implantados. A administração de EPCs exógenas promove a angiogénese e a vasculogénese na regeneração renal mediada por scaffolds renais descelularizados, proporcionando um microambiente adequado para a recuperação renal após lesão renal.

Introdução

Os tumores renais podem tornar-se lesões que ocupam espaço, para as quais é frequentemente efectuada uma nefrectomia radical, com a exigência de um rim contralateral funcional

[No entanto, a nefrectomia radical pode resultar em sobretratamento e não pode ser adequada para doentes com agenesia renal unilateral (ARU) ou disfunção renal bilateral. A nefrectomia parcial (NP), portanto, tornou-se uma opção alternativa, permitindo a eliminação apenas do tecido afetado, para deixar o máximo de tecido saudável e funcional possível [2]. Além disso, os avanços nas tecnologias de imagem e cirúrgicas têm proporcionado ferramentas modernas, permitindo a demarcação precisa e o isolamento dos tumores renais na interface do parênquima renal. Esta precisão menos invasiva, por sua vez, tem contribuído de forma notável para o aumento da taxa de sucesso da nefrectomia parcial. Apesar da crescente favorabilidade da nefrectomia parcial, o comprometimento das funções renais ainda pode ocorrer, [3] impondo a necessidade de uma regeneração renal induzida para promover a recuperação.

A emergência da bioengenharia de tecidos, associada à potencialidade regenerativa das células estaminais, representa uma nova era de possibilidades de tratamento.

As células estaminais foram anteriormente aplicadas na reparação de lesões renais [4]. Foi também demonstrado que as plataformas renais descelularizadas são capazes de induzir a regeneração renal [5]. O processo de regeneração, cuja angiogénese ocorre ao longo da linha de interface parênquima renal-scaffold, parece ser um fator principal na promoção da regeneração e recuperação renal [4, 6]. Por conseguinte, especulámos que uma maior amplificação da angiogénese com a presença de estruturas renais descelularizadas poderia proporcionar oportunidades adicionais para uma melhor recuperação. A angiogénese foi previamente induzida utilizando scaffolds descelularizados e scaffolds artificiais que incorporam vários factores de crescimento [7-10]. O papel das células progenitoras endoteliais (EPCs) na angiogénese está bem estabelecido, no entanto, até à data, não existe nenhum estudo publicado que combine um scaffold descelularizado com EPCs para promover a angiogénese.

Este estudo combina scaffolds descelularizados com EPCs para amplificar a angiogénese e promover a regeneração renal. Construímos um modelo animal de regeneração renal, conforme relatado no nosso trabalho anterior, e depois injectámos sistematicamente o animal com EPCs exógenas através da veia caudal. As observações deste estudo indicaram que a angiogénese na regeneração renal mediada por andaimes renais descelularizados pode ser grandemente melhorada com EPCs. Os dados recolhidos, bem como a análise e discussão subsequentes, destinam-se a fornecer informações para o desenvolvimento de novas estratégias terapêuticas para a regeneração renal e para uma melhor recuperação após a lesão do tecido renal.

Resultados

Angiogénese na regeneração renal mediada por estruturas renais descelularizadas

Como o nosso precioso estudo relatou, a regeneração renal pode ser induzida por andaime renal descelularizado [5]. O crescimento macroscópico foi evidente (Figura 1A1-3). A angiogénese pode ser observada no parênquima renal perto da plataforma descelularizada implantada. Os vasos sanguíneos nas 4 semanas após a operação aumentaram significativamente (Figura 1B3 e Figura 6F). Para verificar a nossa especulação, criámos um desenho

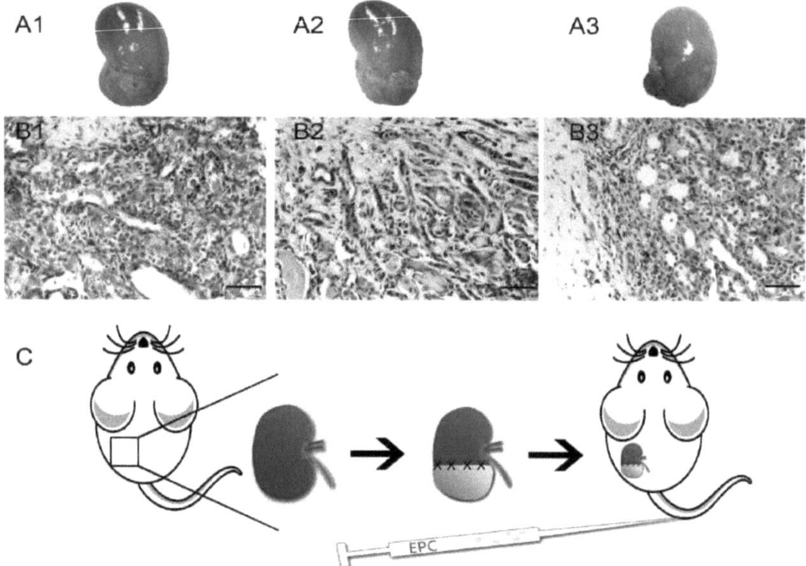

Figura 1: Angiogénese no rim enxertado com andaime descelularizado. A. Aspeto geral do rim enxertado com andaime na semana 1 (A1), semana 2 (A2) e semana 4 (A3). **B.** Coloração H&E da angiogénese no rim enxertado com andaime descelularizado na semana 1 (B1), semana 2 (B2) e semana 4 (B3). Barras de escala = 25 µm. **C.** Desenho do projeto desta pesquisa. O rim esquerdo foi escolhido para operar a nefrectomia parcial. A ferida do defeito foi reparada com andaime renal descelularizado. No dia da operação, as EPCs foram injectadas por via intravenosa.

desenho (Figura 1C). No dia da cirurgia, injectámos EPCs por via intravenosa nos ratos.

Cultura e co-cultura de células progenitoras endoteliais (EPCs) e caraterização por imunofluorescência

As células mononucleares (MNCs) foram isoladas da medula óssea do fémur e da tíbia de ratos SD utilizando centrifugação em gradiente de densidade. Estas células foram depois cultivadas *in vitro* com EGM-2 MV BulletKit. Cerca de 5 dias mais tarde, as células apresentaram uma alteração na morfologia, passando de redondas a triangulares ou poligonais e, 2 a 3 dias mais tarde, a fusiformes. Dez dias após a cultura, a imunofluorescência revelou a expressão de biomarcadores de superfície das células endoteliais vasculares: CD31, CD34, CD133 e KDR (Figura 2A). Aproximadamente 90% das EPC utilizadas para transplante incorporaram tanto DIL- Ac-LDL como FITC-UEA-1 (Figura 2B).

A imunofluorescência de bromodeoxiuridina (BrdU) mostrou que o número de EPCs marcadas aumentou muito quando co-cultivadas com fatias de scaffold renal descelularizado, sugerindo que os scaffolds renais descelularizados possuem uma capacidade de acelerar a proliferação de EPCs em cultura (Figura 3).

Tráfico de EPCs para o recetor do andaime - rim

Estudos preciosos demonstraram que as células estaminais podem servir de alvo terapêutico para a renoprotecção e regeneração. A terapia celular tem sido eficaz utilizando células CD133+ derivadas de células derivadas da medula óssea (BMDCs), células estaminais mesenquimais derivadas do tecido adiposo, células estaminais embrionárias (ES) e células estaminais pluripotentes induzidas (iPS). No entanto, as EPC transplantadas foram detectadas paralelamente nos pulmões e no baço, possivelmente devido à retenção ou à vigilância imunitária. [11, 12]

Neste estudo, a imunofluorescência revelou a existência de células CM-Dil positivas durante o processo de regeneração, e foram detectadas EPCs nos glomérulos e no inervalo renal do rim recetor e no scaffold descelularizado enxertado (Figura 4A, 4B). Um grande número de EPCs foi encontrado no rim recetor do scaffold em comparação com

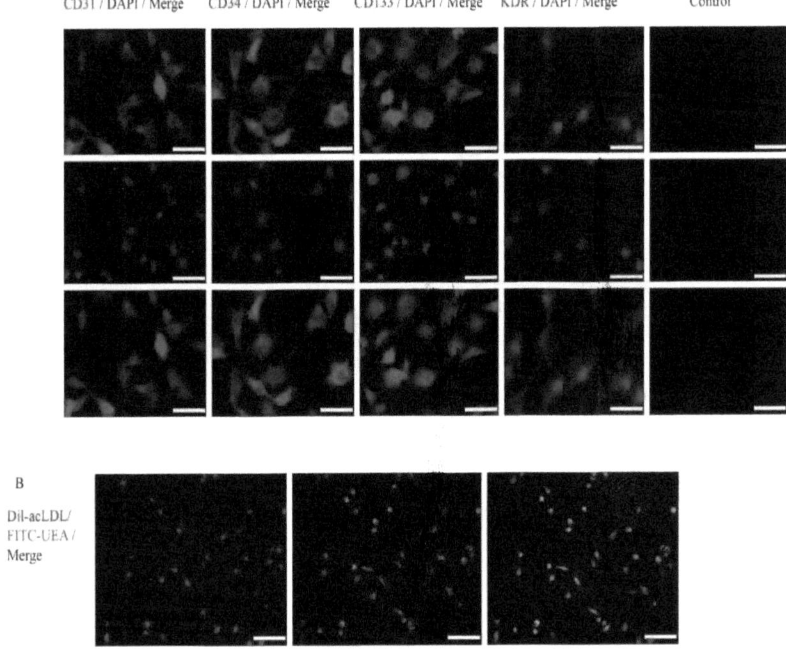

Figura 2: Caracterização por imunofluorescência das EPCs. A. O ensaio de imunofluorescência das EPCs revelou a expressão dos biomarcadores de superfície das células endoteliais vasculares, CD31, CD34 e CD133 (vermelho) e VEGF (verde). Barras de escala = 100µm. **B.** EPCs marcadas por imunofluorescência: Dil-acLDL (vermelho) e FITC-UEA (verde). Barras de escala = 50µm.

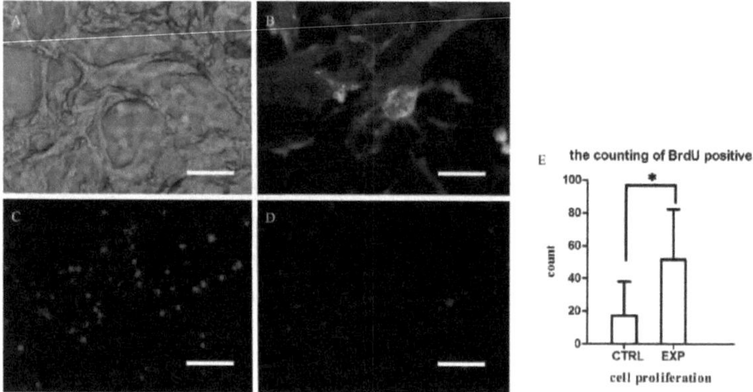

Figura 3: Características microscópicas dos scaffolds descelularizados e das EPCs co-cultivadas com o scaffold descelularizado.

A. A estrutura tridimensional da microvasculatura foi mantida no andaime descelularizado (100μm). **B.** Ensaio de imunofluorescência de EPCs cocultivadas com andaime descelularizado demonstrando adesão ao andaime.
Barras de escala: = 25μm **C.**-E. Ensaio de imunofluorescência de EPCs demonstrando a expressão de BrdU quando co-cultura com andaime descelularizado (C) e sem (D), sugerindo que os andaimes descelularizados possuem a capacidade de aumentar a adesão e proliferação de EPCs co-cultivadas. (*$P < 0,05$) (E). Barras de escala: = 50μm.

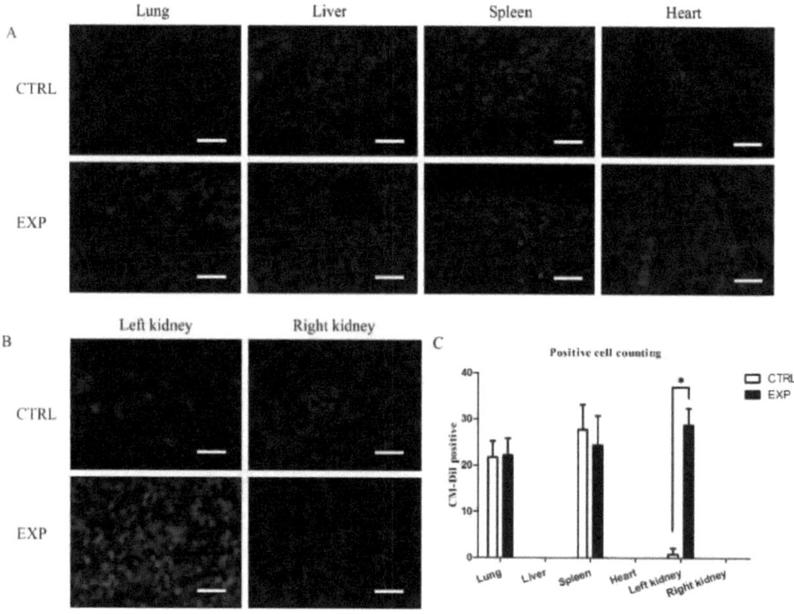

Figura 4: Rastreio por imunofluorescência do tráfico de EPCs. A. Ensaio de imunofluorescência para deteção de EPCs marcadas com CM-Dil (vermelho) nos pulmões, fígado, baço e coração de ratos nos grupos de EPCs e de controlo. As EPCs marcadas foram detectadas nos pulmões e no baço dos ratos dos grupos de EPCs e de controlo, sem diferenças significativas. **B.** Ensaio de imunofluorescência para deteção de EPCs marcadas com CM-Dil (vermelho) nos rins esquerdo e direito dos ratos dos grupos de EPCs e de controlo. Verificou-se que um grande número de EPCs se dirigia para o rim recetor do andaime em comparação com o rim contralateral intacto. No entanto, as EPCs marcadas com CM-Dil estavam ausentes no rim direito em ambos os grupos (* $P < 0{,}05$). Barra de escala: A-B = 50 µm.

para o rim contralateral intacto. Foi detectado um número insignificante de EPCs nos pulmões e no baço dos ratos dos grupos EPCs e de controlo (Figura 4C).

Expressão de factores angiogénicos

Os ratos de ambos os grupos, EPCs e controlo, foram escarificados no pós-operatório na 1ª, 2ª e 4ª semana(s), respetivamente, tendo sido posteriormente obtidos espécimes dos rins receptores dos andaimes colhidos. O VEGF é um fator essencial na angiogénese que funciona em colaboração com outros factores. O ensaio de Western blotting (WB) confirmou a expressão do fator de crescimento endotelial vascular (VEGF), do fator de crescimento derivado das plaquetas (PDGF) e do fator induzível por hipoxia 1-alfa (HIF-1α). Em comparação com o grupo de controlo, o WB demonstrou um aumento global da expressão proteica de todos os factores após o transplante de EPCs, com um pico de síntese na semana

[33] Na semana 1, o PDGF e o HIF-1α exibiram níveis de expressão proteica significativamente aumentados, em particular o VEGF, enquanto nas semanas 2 e 4, todos os factores foram significativamente expressos (Figura 5A). Os resultados da reação em cadeia da polimerase quantitativa em tempo real (qPCR) revelaram níveis de expressão genética significativamente mais elevados de todos os factores (VEGF, PDGF e HIF-1α) no grupo de EPCs nas semanas 1, 2 e 4, em comparação com o grupo de controlo. Os níveis de expressão genética dos factores aumentaram significativamente nas semanas 2 e 4 (Figura 5B).

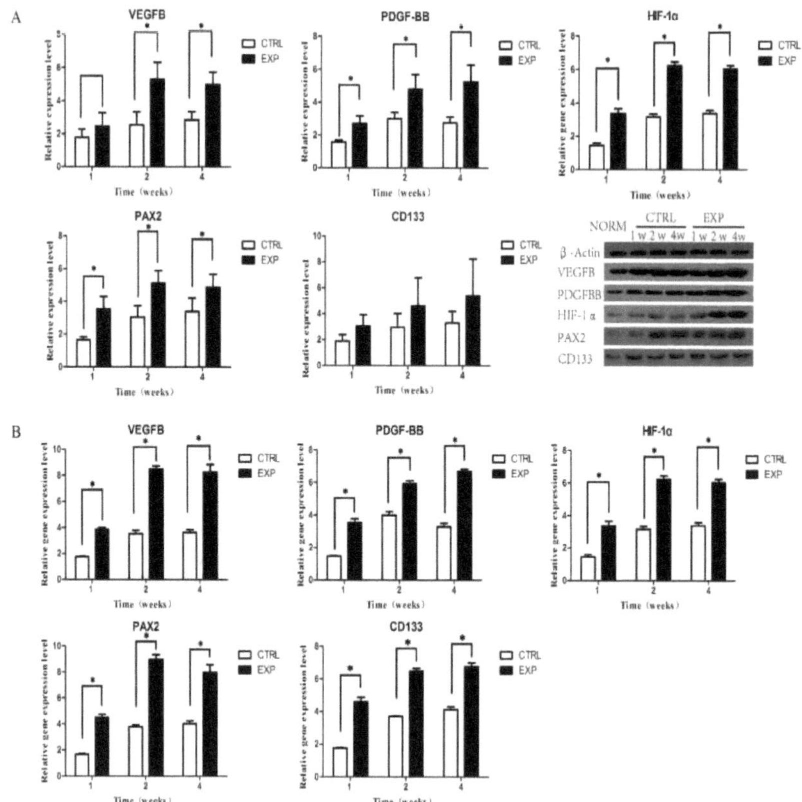

Figura 5: Expressões dos factores de crescimento angiogénico relacionados. A. Ensaio de WB mostrando a expressão proteica de VEGF, PDGF, HIF-1α, Pax2 e CD133 nas semanas 1, 2 e 4 do pós-operatório. Em comparação com o grupo de controlo, PDGF, HIF-1α, Pax2 no grupo EPCs foram significativamente expressos em todos os pontos de tempo, exceto VEGF na semana 1 e CD133 na semana 1, 2, 4. **B.** Ensaio qPCR de VEGF, PDGF, HIF-1α e Pax2 mostrando expressão genética significativa dos factores em todos os momentos.

Além disso, foi examinada a progressão da regeneração renal. O número de células progenitoras e estaminais renais foi analisado pelo fator de transcrição paired-box 2 (Pax2) e pelo cluster de diferenciação 133 (CD133). O Pax2 tem desempenhado um papel crucial em várias etapas do desenvolvimento renal e está envolvido na ação de regeneração das células tubulares [13, 14]. Em comparação com o grupo de controlo nas semanas 1, 2 e 4, o ensaio WB demonstrou um aumento significativo da expressão dos níveis de Pax2 e aumentos insignificantes entre as expressões proteicas de CD133 (Figura 5A). Os resultados da qPCR em tempo real revelaram níveis significativamente mais elevados de expressão genética de Pax2 (Figura 5B).

Densidade média de microvasos (aMVD)

A densidade média de microvasos (aMVD) foi avaliada através do exame microscópico da coloração com hematoxilina e eosina (H&E). Os microvasos no rim residual do grupo de EPCs apresentaram uma formação de microvasos significativamente mais elevada em comparação com o grupo de controlo nas semanas 2 e 4 (Figura 6C). A densidade de microvasos no rim residual de ambos os grupos na semana 1 permaneceu comparável (Figura 6C). Os andaimes do grupo EPCs apresentaram uma formação de microvasos significativamente superior à do grupo de controlo nas semanas 1, 2 e 4 (Figura 6F).

Discussão

A regeneração dos rins de mamíferos foi considerada um desafio, e a função renal comprometida secundária à nefrectomia parcial foi considerada permanente [15]. Anteriormente, relatámos que as plataformas renais descelularizadas podem mediar a regeneração renal para a reparação de rins parcialmente ressecados [5]. Os dados do renograma com radionuclídeos demonstraram uma melhor restauração das funções renais. Com base nestas observações e em conhecimentos anteriores [16, 17], especulámos que a intensidade da angiogénese pode promover a regeneração renal. Os órgãos afectados podem ser reparados por células endoteliais semeadas para ajudar a reparar os vasos e, consequentemente, os órgãos [18]. Além disso, as EPCs têm sido reconhecidas como um elemento importante na angiogénese [19, 20], chegando aos locais de lesão para participar na reparação vascular e na angiogénese [21].

As amostras de tecido foram coradas com H&E para avaliar a MVD. Os resultados da MVD revelaram níveis mais elevados de angiogénese no grupo das EPCs. Estes resultados confirmaram que o transplante de EPCs pode promover a angiogénese no rim danificado e nos scaffolds enxertados. O ensaio WB demonstrou um aumento global da expressão de todos os factores após o transplante de EPCs, com um pico na semana 2. Estes resultados indicaram que as EPCs foram altamente estimuladas a transcrever estes factores na semana 2. As observações de qPCR indicaram uma maior expressão genética de factores de crescimento angiogénico, incluindo VEGF, PDGF e HIF-1α. Estas observações confirmaram que as EPCs segregam factores de crescimento angiogénico para promover a angiogénese [22].

As EPCs utilizadas neste estudo foram derivadas de MNCs, cultivadas *in vitro* e marcadas com CM-Dil. Em confirmação de observações anteriores [21], os resultados de imunofluorescência mostraram que as EPCs marcadas com CM-Dil estavam a dirigir-se para o local da lesão renal. Neste caso, especulamos que as EPCs pareciam promover a angiogénese no rim danificado e que a interface parênquima renal-scaffold seria utilizada como ponte para as EPCs migrarem para os scaffolds descelularizados. No entanto, foram detectadas pequenas quantidades de EPCs marcadas nos pulmões e no baço, possivelmente devido a retenção ou vigilância imunitária [11, 12].

Para além do presente estudo, elaborámos anteriormente sobre as estruturas descelularizadas que têm a capacidade de suportar a adesão e o crescimento das células. E os factores de crescimento, tais como PDGF, VEGF e HIF-1α, permaneceram abundantemente nos scaffolds descelularizados. Isto tem um efeito de quimiotaxia nas EPCs, participando na angiogénese.

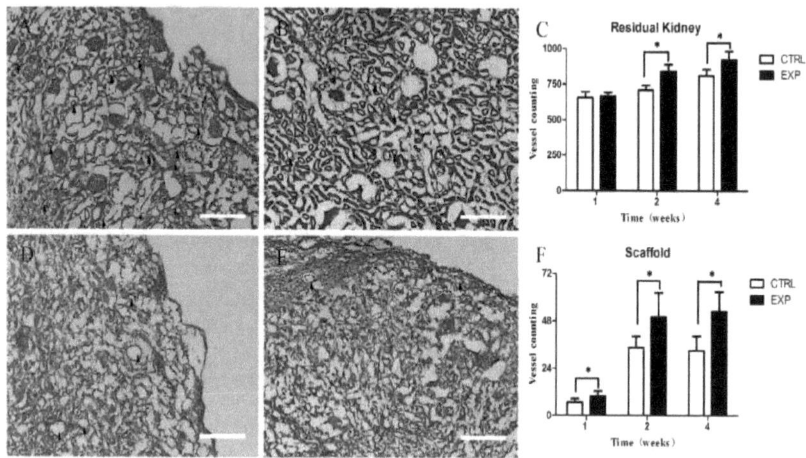

Figura 6: Densidade média de microvasos no parênquima renal residual e na estrutura de suporte. O parênquima renal residual no grupo experimental **A.** apresenta mais vasos do que no grupo de controlo **B.** na semana 2. Os resultados da diferença são apresentados em **C.** (*P* < 0,05). E os andaimes no grupo experimental **D.** mostram maior aMVD do que o grupo de controle **E.** Os resultados da diferença mostraram em **F.** (*P* <*0*,05). Barras de escala = 50μm.

Conclusões

Neste estudo, apresentamos uma nova abordagem terapêutica para melhorar a angiogénese na regeneração renal, utilizando EPCs exógenas. Factores de crescimento, tais como PDGF, VEGF e HIF-1α, permaneceram abundantemente em scaffolds descelularizados. Isto tem um efeito de quimiotaxia nas EPCs, participando na angiogénese. A combinação de EPCs e scaffold descelularizado pode fornecer um microambiente adequado para a recuperação do rim após a lesão.

Materiais e métodos

Todos os protocolos experimentais foram revistos pelo Comité de Cuidados com Animais da Universidade de Ningbo, tendo sido obtida uma aprovação ética completa. Os procedimentos que envolveram animais foram efectuados de acordo com as directrizes éticas institucionais para o tratamento e utilização de animais. Neste estudo, foi utilizado um total de sessenta ratos Sprague-Dawley (SD) machos com cerca de 2 meses de idade. Trinta ratos foram utilizados para a produção de scaffolds renais descelularizados e EPCs, e trinta ratos foram divididos igualmente em grupos de controlo e EPC ($n = 15$).

Preparação de andaimes renais descelularizados

Ilustrado no nosso trabalho anterior [5, 16, 17, 23].

Conceção do estudo

Trinta ratos foram divididos igualmente em grupos de controlo e de EPC ($n = 15$). Os ratos dos grupos de controlo e de EPCs foram submetidos a nefrectomia parcial e substituídos por

(tamanho igual) andaimes renais descelularizados. Os ratos do grupo EPC receberam adicionalmente, por via sistémica, cerca de 1x106 EPCs da sua veia caudal imediatamente após o enxerto de andaimes descelularizados.

Preparação, caraterização e transplante de EPCs

As EPC foram isoladas a partir da medula óssea de ratos e definidas por marcadores de linhagem de células endoteliais (CD31, CD34, VEGFR), marcadores de células estaminais (CD133) e caracteres de captação (Dil-acLDL e FITC-UEA) [19, 24, 25]. Os primeiros anticorpos foram os seguintes: anti-CD31 (1:200; Abcam, Reino Unido), anti-CD34 (1:200; Abcam, Reino Unido), anti-CD133 (1:200; Abcam, Reino Unido) e anti-KDR (1:200; Abcam, Reino Unido). As EPC foram examinadas num microscópio fluorescente Olympus e as imagens foram obtidas utilizando o visualizador de imagens Olympus.

Antes da injeção, as EPCs foram marcadas com CM-Dil (Vybrant™ Dil celllabeling solution, 50gg/ml; Molecular Probes, EUA). As EPCs foram então lavadas e suspensas em PBS a uma concentração de 1X106 /ml. Através de uma veia caudal, os ratos do grupo das EPCs receberam 1 ml de suspensão de EPCs, enquanto o grupo de controlo recebeu uma quantidade igual de PBS.

Co-cultura de EPCs com os scaffolds descelularizados in vitro

Para confirmar a capacidade dos andaimes descelularizados para melhorar a adesão e o crescimento das EPCs, as EPCs foram co-cultivadas com uma fatia fina de andaimes descelularizados em comparação com EGM-2. A proliferação foi avaliada com BrdU (Sigma, American). As EPCs foram semeadas em lamelas de vidro a uma densidade de 1x105 /poço numa placa de 24 poços e co-cultivadas com fatias de 100um de espessura de andaimes renais descelularizados e incubadas em EGM-2 contendo 0,4% de FBS durante três dias. BrdU (*20μ* M) foi então adicionado ao meio de cultura durante 1 hora. Os espécimes foram corados com anticorpo anti-BrdU (1:50, B2631, Sigma). As EPCs e as suas proliferações foram observadas ao microscópio fluorescente Olympus e as imagens foram capturadas utilizando o visualizador de imagens Olympus. A intensidade da imunorreactividade foi quantificada utilizando o software Image-Pro Plus 6.0 (Media Cybernetics, EUA).

Colheita de espécimes

Para avaliar a capacidade das EPCs para melhorar a angiogénese no modelo de regeneração renal, foram avaliados a angiogénese e os factores de crescimento angiogénico relacionados. Os ratos de ambos os grupos foram sacrificados no pós-operatório nas semanas 1, 2 e 4, respetivamente. Os rins receptores foram colhidos e foram tiradas fotografias com uma câmara digital (D3100, Nikon), tendo sido posteriormente obtidas amostras dos rins receptores colhidos.

Gene Sequências

VEGFB Forward 5'-

GGCCTCTGAAACCATGAACT-3'

Inverso 5'-ATGCTGCAGGAAGCTCATCT-3'

Forward 5'-GGCCTGCAAGTGTGAGACAGTAGTG-3' PDGF

Inverso 5'-TTGAGGTGTCTTGGGCTCGATGC-3'

Forward 5'-AGCTTCTGTTATGAGGCTCACCATC-3'

HIF-1α

Reverso 5'-TCTTCAATGTCAAGATCACCAGCAC-3'

Para a frente 5'-AATCCTGGGCAGGTACTACGAGAC-3'

Pax2

Inverso 5'-TGTATTCAGCAATCTTGTCCACCAC-3'

Para a frente 5'-CGTAAAGACCTCTATGCCAACA -3'

Actb

Inverso 5'-GGGAGGAGCAATGATCTTGATCT -3'

Ensaio de Western blotting (rim)

A proteína total foi extraída dos rins com receita de andaime através do tampão de lise RIPA (Novland, China) e separada por SDS-PAGE a 10%. Os espécimes foram transferidos para membranas de nitrocelulose (70 V durante 1,5 horas). Os blots foram então bloqueados em leite magro a 5% durante 1 hora e incubados com anticorpos primários VEGFB, PDGF-BB, HIF-1α, Pax-2 e CD133 durante a noite a 4oC. As membranas foram então lavadas e incubadas com anticorpos secundários biotinilados durante 2 horas. Em seguida, os blots foram novamente lavados e incubados com NBT/BCIP durante 10-30 min. Os blots foram então digitalizados e analisados pelo software GelPro Analyzer (Media Cybernetics, Silver Spring, MD). Os níveis de expressão relativa foram quantificados e normalizados em relação aos grupos de controlo.

Reação em cadeia da polimerase quantitativa em tempo real (qPCR) TaqMan®

Para avaliar a expressão genética dos factores angiogénicos, o ARN total dos rins colhidos dos receptores da plataforma foi isolado por lise em TRIzol (Invitrogen) e a PCR foi realizada de acordo com um protocolo específico [24]. A expressão dos genes VEGFB, PDGF, HIF-1α, Pax-2 e CD133. As sequências dos iniciadores são apresentadas na Tabela 1

Densidade média de microvasos (aMVD) Ilustrada no nosso trabalho anterior [16].

Análise estatística

Todos os resultados quantitativos foram expressos como média + desvio padrão. O teste t de amostras independentes e a anova de uma via foram utilizados para revelar diferenças no nível de citocinas e na intensidade da imunofluorescência entre os diferentes grupos. O software SPSS (SPSS Inc., Chicago, EUA) foi utilizado para as análises, e a significância estatística foi fixada em $P < 0,05$.

Agradecimentos e financiamento

Estes estudos foram efectuados com o apoio da Fundação de Ciências Naturais da Província de Zhejiang (Y13H060029, LY14H050005, LY14H180008, LY13H 030010) e a Fundação Nacional de Ciências Naturais da China (81570608).

Conflitos de interesses

Os autores declaram não ter interesses financeiros concorrentes.

Referências

36.Yecies T, Turner capital I URM, Ferroni MC, Jacobs BL e Davies BJ. Partial and hemi-nephrectomy for renal malignancy in patients with horseshoe kidney. A revista canadiana de urologia. 2016; 23:8156-8159.

37. Hegde S e Coulthard MG. Renal agenesis and unilateral nephrectomy: what are the risks of living with a single kidney? Pediatric nephrology (Berlim, Alemanha). 2009; 24:439-446.

38.Bahous SA, Khairallah M, Al Danaf J, Halaby R, Korjian S, Daaboul Y, Salameh P, Stephan A, Blacher J e Safar ME. Renal function decline in recipients and donors of kidney grafts: role of aortic stiffness. American journal of nephrology. 2015; 41:57-65.

39. Chou YH, Pan SY, Yang CH e Lin SL. Stem cells and kidney regeneration (Células estaminais e regeneração dos rins). Journal of the Formosan Medical Association. 2014; 113:201-209.

40. Yu YL, Shao YK, Ding YQ, Lin KZ, Chen B, Zhang HZ, Zhao LN, Wang ZB, Zhang JS, Tang ML e Mei J. Decellularized kidney scaffold- mediated renal regeneration. Biomaterials. 2014; 35:6822-6828.

41.Bussolati B, Collino F e Camussi G. CD133+ cells as a therapeutic target for kidney diseases. Opinião de peritos sobre alvos terapêuticos. 2012; 16:157-165.

42.Zhang Q, Hubenak J, Iyyanki T, Alred E, Turza KC, Davis G, Chang EI, Branch-Brooks CD, Beahm EK e Butler CE. Engenharia de retalhos de tecidos moles vascularizados em um modelo animal usando células-tronco derivadas de adipose humana e microesferas VEGF + PLGA / GPe em um andaime de colágeno-quitosana com um pedículo vascular de fluxo contínuo. Biomaterials.2015; 73:198213.

1 3.Bai J, Tu TY, Kim C, Thiery JP e Kamm RD.Identificação de fármacos como agentes individuais ou em combinação para prevenir a disseminação do carcinoma num ambiente microfluídico 3D. Oncotarget. 2015; 6:36603-36614. doi: 10.18632/oncotarget.5464.

44 Chade AR. VEGF: Potencial terapia para regeneração renal. F1000 medicine reports. 2012; 4:1.

45 Chen H, Jia P, Kang H, Zhang H, Liu Y, Yang P, Yan Y, Zuo G, Guo L, Jiang M, Qi J, Liu Y, Cui W, Santos HA e Deng L. Upregulating Hif-1alpha by Hydrogel Nanofibrous Scaffolds for Rapidly Recruiting Angiogenesis Relative Cells in Diabetic Wound. Advanced healthcare materials. 2016; 5:907-18. doi: 10.1002/adhm.201501018.

46 Campbell AI, Kuliszewski MA e Stewart DJ. Transferência genética baseada em células para a vasculatura pulmonar: Endothelial nitric oxide synthase overexpression inhibits monocrotaline-induced pulmonary hypertension. American journal of respiratory cell and molecular biology. 1999; 21:567575.

47 Zhao X, Qian D, Wu N, Yin Y, Chen J, Cui B e Huang L. O baço recruta células progenitoras endoteliais através do eixo SDF-1/CXCR4 em ratinhos. Journal of recetor and signal transduction research. 2010; 30:246-254.

48 Gupta AK, Jadhav SH, Tripathy NK e Nityanand S. As células estaminais renais fetais melhoram a insuficiência renal aguda induzida pela cisplatina e promovem a angiogénese renal. Revista mundial de células estaminais. 2015; 7:776-788.

49 Lindoso RS, Verdoorn KS e Einicker-Lamas M. Recuperação renal após lesão: o papel da Pax-2. Nephrology, dialysis, transplantation. 2009; 24:2628-2633.

50 Little MH. Regrow or repair: potential regenerative therapies for the kidney. Jornal da Sociedade Americana de Nefrologia. 2006; 17:23902401.

51 Mei J, Yu Y, Li M, Xi S, Zhang S, Liu X, Jiang J, Wang Z, Zhang J, Ding Y, Lou X e Tang M. A angiogénese em andaimes descelularizados mediou a regeneração renal. Oncotarget. 2016; doi: 10.18632/oncotarget.7785.

52 Zhang J, Wang Z, Lin K, Yu Y, Zhao L, Chu T, Wu L, Alkhawaji A, Li M, Shao Y, Li T, Lou X, Chen S, Tang M e Mei J. Regeneração *in vivo* de vasos renais após transplante de rins inteiros descelularizados. Oncotarget. 2015;6:40433-40442. doi: 10.18632/oncotarget.6321.

53 Arutyunyan IV, Fatkhudinov TH, El'chaninov AV, Makarov AV, Kananykhina EY, Usman NY, Raimova ES, Goldshtein DV e Bol'shakova GB. Effect of Endothelial Cells on Angiogenic Properties of Multipotent Stromal Cells from the Umbilical Cord during Angiogenesis Modeling in the Basement Membrane Matrix (Efeito das células endoteliais nas propriedades angiogénicas das células estromais multipotentes do cordão umbilical durante a modelação da angiogénese na matriz da membrana basal). Boletim de biologia experimental e medicina. 2016; 160:575-82. doi:10.1007/s10517-016-3221- 9.

54 Asahara T. Isolamento de células endoteliais progenitoras putativas para a angiogénese. Science. 1997; 275:964-966.

55 Tateishi-Yuyama E, Matsubara H, Murohara T, Ikeda U, Shintani S, Masaki H, Amano K, Kishimoto Y, Yoshimoto K, Akashi H, Shimada K, Iwasaka T e Imaizumi T. Therapeutic angiogenesis for patients with limb ischaemia by autologous transplantation of bone-marrow cells: a pilot study and a randomised controlled trial. Lancet (Londres, Inglaterra). 2002; 360:427-435.

56 Zhang ZG, Zhang L, Jiang Q e Chopp M. Bone marrow-derived endothelial progenitor cells participate in cerebral neovascularization after focal cerebral ischemia in the adult mouse. Circulation research. 2002; 90:284-288.

57 Mayr M, Niederseer D e Niebauer J. From bench to bedside: what physicians need to know about endothelial progenitor cells. The American journal of medicine. 2011; 124:489-497.

58 Jin M, Yaling Y, Zhibin W e Jianse Z. Decellularization of Rat Kidneys to Produce Extracellular Matrix Scaffolds. Métodos em biologia molecular. 2016; 1397:53-63.

59 Sangidorj O, Yang SH, Jang HR, Lee JP, Cha RH, Kim SM, Lim CS e Kim YS. As células progenitoras endoteliais derivadas da medula óssea conferem proteção renal num modelo murino de insuficiência renal crónica. American journal of physiology Renal physiology. 2010; 299:F325-335.

60 Ribatti D. A descoberta das células progenitoras endoteliais. Uma revisão histórica. Leukemia research. 2007; 31:439-444.

Capítulo 4

Regeneração *in vivo* de vasos renais após transplante de rins inteiros descelularizados

JianSe Zhang, ZhiBin Wang, KeZhi Lin, YaLing Yu, LiNa Zhao, TingGang Chu, LiZhi Wu, Ali Alkhawaji, MiaoZhong Li, YingKuan Shao, Ting Li, XinFa Lou, ShiXin Chen, MaoLin Tang e Jin Mei

Resumo

Quase 50 milhões de pacientes na China vivem com doença renal em fase terminal (ESRD), e apenas cerca de 4000 pacientes podem receber transplante renal. O objetivo deste estudo foi investigar a regeneração dos vasos renais após o transplante de rins inteiros descelularizados *in vivo*. Decelularizamos rins de ratos doadores através da perfusão de um detergente pela aorta abdominal, produzindo uma matriz extracelular viável, cuja acelularidade foi confirmada antes do transplante. Com base no conceito de utilização do corpo como um bioreactor, transplantámos ortotopicamente as estruturas do rim e do ureter em ratos receptores e verificámos a regeneração de vasos, incluindo artérias e veias no seio renal, após uma recanalização espontânea. Embora os resultados representem apenas um passo inicial em direção ao objetivo final da geração de rins totalmente funcionais *in vivo*, estes resultados sugerem que o próprio corpo, como bioreactor, é uma estratégia viável para a regeneração dos rins.

Introdução

A doença renal crónica (DRC) é um problema de saúde mundial. Só na China, cerca de 120 milhões de doentes vivem com DRC [1]. Embora a ESRD possa ser tratada com diálise, até à data não existe uma terapia simples para esta doença. A diálise substitui parcialmente as propriedades de filtração do rim, mas não resolve a perda das funções homeostáticas e endócrinas [2-4]. A alternativa à diálise, que poderia restaurar holisticamente as funções renais homeostáticas, é o transplante renal. No entanto, a oferta de rins de dadores é drasticamente insuficiente para satisfazer a procura, o que, por sua vez, tem provocado o prolongamento das listas de espera. Menos de um por cento dos doentes com DRT na China podem receber um transplante renal [1], mas é necessária uma imunossupressão ao longo da vida para reduzir o risco de rejeição crónica [5, 6]. Uma solução potencial para enfrentar estes desafios é a aplicação da engenharia de órgãos, que pode ser utilizada para desenvolver substituições funcionais de órgãos em tempo útil.

A engenharia de órgãos tem provado ser capaz de construir órgãos bioartificiais utilizando estruturas descelularizadas [7, 8]. Os órgãos de dadores colhidos são descelularizados para remover as células e, em seguida, repovoados com células. A perfusão *in vitro* é necessária para estabelecer a circulação de nutrientes e gases, e é conseguida através da utilização de um bioreactor e de um meio de perfusão adequado, potencialmente um transportador de oxigénio e - para alguns órgãos - um estimulador biofísico [9, 10]. Foram feitos avanços notáveis no desenvolvimento da engenharia de órgãos através da utilização de concepções baseadas em andaimes. A engenharia de órgãos foi registada com êxito numa variedade de órgãos, incluindo o coração [11], a traqueia [12, 13], o fígado [8] e o pulmão [14-16]. Embora esta abordagem regenerativa *in vitro* ultrapasse os métodos anteriormente publicados, requer custos elevados e é difícil simular as condições naturais e fisiológicas internas. Um relatório recentemente publicado sobre a engenharia de tecido traqueal *in vivo* [16] descobriu que o corpo dos animais poderia ser usado como um biorreator potencial quando os transplantes estão em posição normotópica. No entanto, no que respeita aos órgãos parenquimatosos, com uma composição mais complexa, não se sabe se este conceito poderá alcançar resultados satisfatórios.

O nosso estudo anterior revelou que o transplante de andaimes renais descelularizados é capaz de restaurar parcialmente as funções renais em ratos [17]. Assim, colocámos a hipótese de que o corpo tem a capacidade de atuar como um bioreactor natural para a regeneração dos rins. Os passos da nossa abordagem estão resumidos na Figura 1. Os objectivos deste estudo foram investigar as propriedades biológicas da ECM remanescente; transplantar ortotopicamente as estruturas renais não semeadas em ratos SD saudáveis e investigar como os vasos renais foram regenerados com sucesso após a continuação das respostas imunitárias do hospedeiro em estruturas renais descelularizadas.

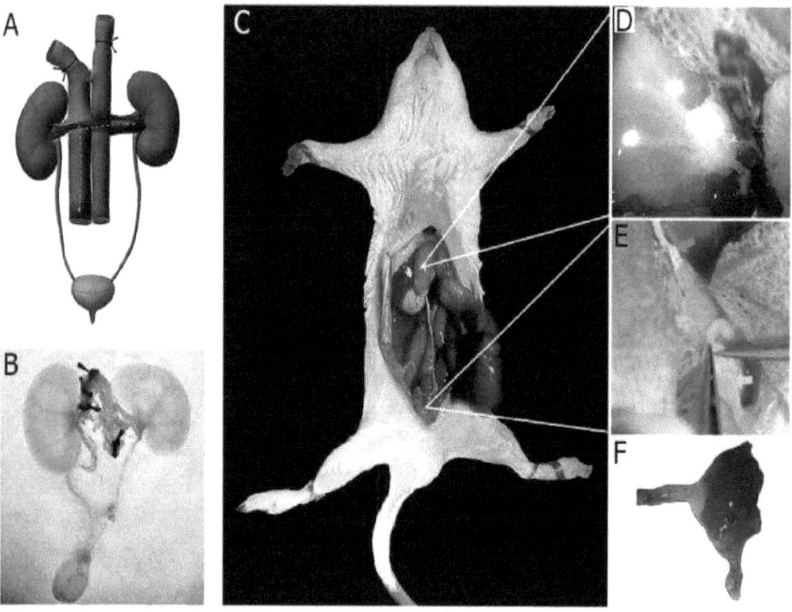

Figura 1: Esquema da utilização do bio-reator autólogo para reconstruir o rim esquerdo da estrutura descelularizada. A. O processo de descelularização do rim e do ureter. Aorta abdominal canulada para infusão de soluções detergentes. Outros vasos, exceto a artéria renal, foram bloqueados. **B. O** rim e o ureter descelularizados apresentam uma cor branca-translúcida. **C.** A matriz acelular foi implantada ortotopicamente no rato recetor com anastomose vascular e anastomose da bexiga ao ureter. **D.**, **E.** A topografia da matriz implantada. A seta vermelha indica a artéria renal, a seta azul indica a veia renal, a seta verde indica o ureter e a seta amarela indica a bexiga. **F.** Os andaimes implantados foram então colhidos para posterior observação 1 a 8 semanas após a implantação.

Resultados

Caracterização de estruturas renais descelularizadas

Após a descelularização do rim de Sprague Dawley (SD), as estruturas mantiveram a estrutura tridimensional e tornaram-se homogeneamente translúcidas devido à remoção do conteúdo celular (Figura 1B e Figura 2A). A análise quantitativa e os resultados da eletroforese em gel de agarose do conteúdo de ADN genómico do tecido (ADNg) revelaram uma diminuição significativa da quantidade total de ADN nos rins descelularizados. O ensaio do espetrofotómetro UV mostrou que cerca de 97% do gDNA foi removido no rim descelularizado em comparação com o rim nativo (Figura 3G). A concentração média residual de dodecil sulfato de sódio (SDS) nas estruturas renais descelularizadas foi segura, tal como relatado anteriormente [17].

A moldagem por corrosão vascular de todo o rim descelularizado mostrou que a estrutura tridimensional da vasculatura estava preservada e intacta em comparação com a nativa (Figura 2B1, 2B2).

O exame microscópico de espécimes renais descelularizados corados com hematoxilina e eosina (H&E) revelou que a integridade da cápsula glomerular, dos túbulos e dos vasos estava intacta e que as células tinham sido todas removidas em comparação com o rim nativo (Figura 2C-2H). Além disso, o ensaio de microscopia eletrónica de transmissão (TEM) demonstrou que as estruturas de kiney descelularizadas não continham qualquer material celular/nuclear em comparação com o rim nativo, mas a matriz extracelular da membrana basal dos glomérulos renais e os túbulos renais mantiveram-se intactos (Figura 2I-2N), sugerindo o potencial para suportar a capacidade regenerativa. Outros ensaios de imunofluorescência corados com DAPI (4', 6 - diamidino-2-fenilindole) indicaram que as proteínas da matriz renal estavam intactas, como a laminina (LN), o colagénio IV e a fibronectina (FN). Estas proteínas foram mantidas e inalteradas, enquanto as células e o material nuclear foram removidos em comparação com o tecido nativo (Figura 3A-3F). Em conjunto, as estruturas descelularizadas preparadas no nosso estudo eram acelulares, mantendo a matriz extracelular contínua e as estruturas vasculares tridimensionais intactas.

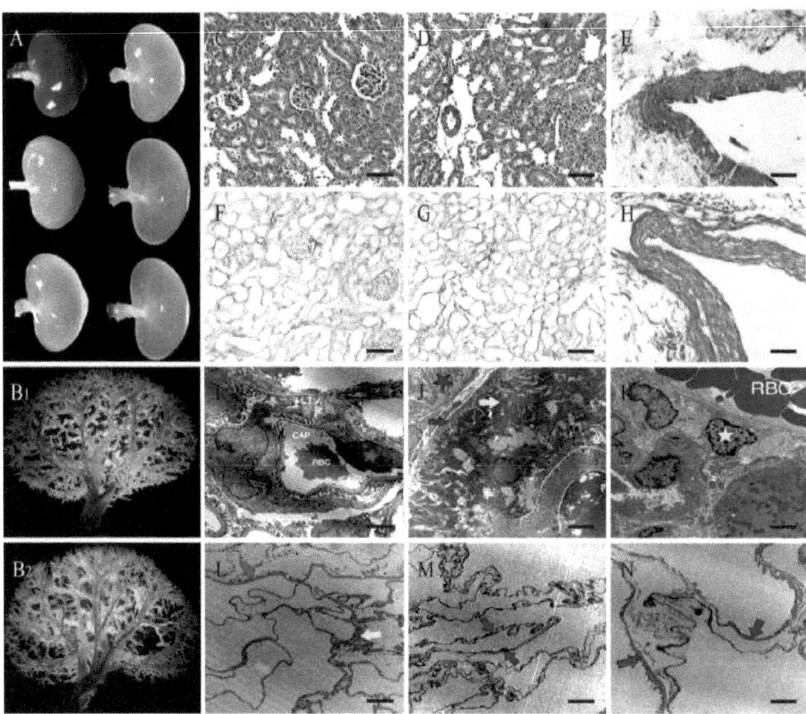

Figura 2: Morfologia dos scaffolds renais descelularizados. A. Alterações grosseiras de cor dos rins descelularizados. **B1.** Moldagem por corrosão vascular do rim nativo. **B2.** Moldagem por corrosão vascular do rim descelularizado. Todos mostraram a estrutura tridimensional de pequenas artérias e veias. **C.**-E. Coloração H&E de rim de rato nativo. **F.**-H. Coloração H&E de matriz de rim acelular. **I.**-K.TEM de rim nativo. **L.**-N. MET de rim descelularizado. **I.** A seta vermelha mostra o podócito, e a seta azul é o processo do pé. A seta verde representa a membrana basal. A estrela vermelha é a célula endotelial vascular (VEC). **J. A seta vermelha mostra** as microvilosidades e a seta amarela mostra a dobra da membrana plasmática. A seta azul representa a membrana do túbulo e a estrela verde representa o núcleo. A estrela azul é a mitocôndria. **K. A estrela amarela corresponde à** célula intersticial e a estrela vermelha às fibras de colagénio. **L.** A seta vermelha mostra a membrana da cápsula de Bowman. A seta amarela é o mesângio e a seta verde é a membrana capilar. **M.** As duas setas azuis representam a membrana do túbulo. **N. As duas setas azuis correspondem à membrana do túbulo**. A seta verde corresponde à membrana capilar e a estrela vermelha às fibras de colagénio. (C-H) Barras de escala =100μm. (I-N) Barras de escala = 2,5μm.

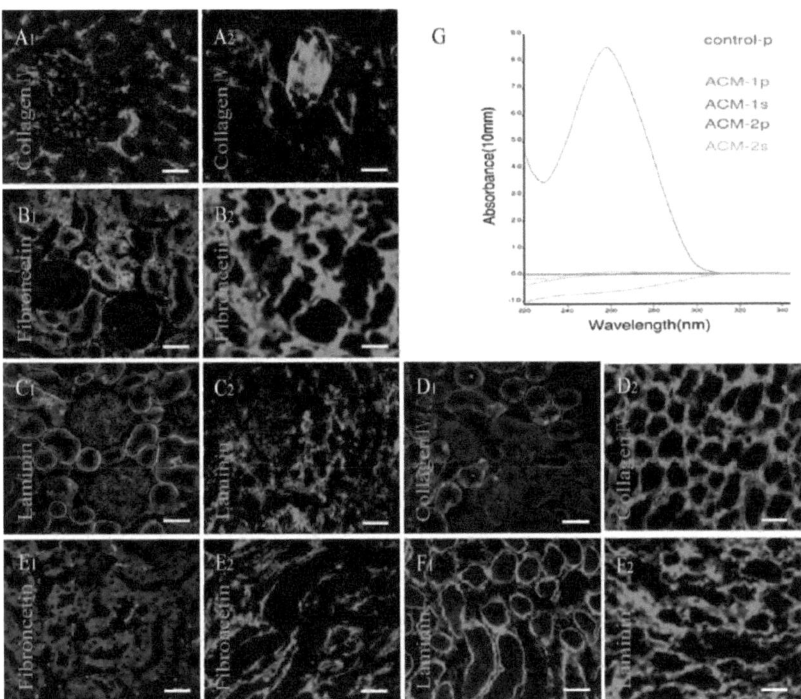

Figura 3: Análise do ADN e imunofluorescência das estruturas renais descelularizadas. A.- F. Imunofluorescência de Colagénio IV, Fibronectina (FN) e Laminina (LN). (A1-C1) Córtex do rim nativo. (D1-F1) Medula de rim nativo. (A2-C2) Córtex do rim descelularizado. (D2-F2) Medula de rim descelularizado. (A-F) Barras de escala =20µm. Em todos os painéis, a coloração dos núcleos celulares é azul com DAPI, enquanto a coloração imunohistoquímica fluorescente para marcadores específicos é verde. Estes indicaram que a arquitetura intacta do rim e as proteínas da matriz foram mantidas e não foram perturbadas, enquanto as células e o material nuclear foram removidos em comparação com o nativo. **G.** Diagrama de curvas do conteúdo de ADN no rim nativo (controlo) e na matriz acelular renal (ACM). O número P representa o córtex renal; o S representa a medula renal. Isto revelou uma diminuição significativa da quantidade total de ADN nos rins descelularizados.

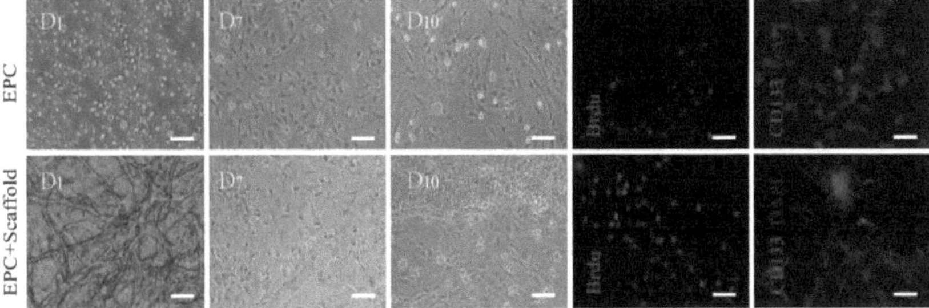

Figura 4: Características das EPCs e biocompatibilidade do andaime acelular *in vitro*. A morfologia das células cultivadas a partir de células mononucleares da medula óssea apresentou-se

redonda e fusiforme em 1-10 dias. Observou-se que as EPCs aderiram aos suportes acelulares e cresceram em excelentes condições. A imunofluorescência revelou a expressão de BrdU e dos biomarcadores de superfície CD133 em ambos os grupos aos 3 e 10 dias separadamente, sugerindo que as estruturas acelulares têm a capacidade de induzir a adesão e a proliferação das células cultivadas. Os núcleos celulares estão corados com DAPI (azul). Barras de escala = 20μm.

Cultura de células progenitoras endoteliais (EPCs) e biocompatibilidade de um suporte acelular in vitro

As células mononucleares (MNC) foram isoladas e colhidas da medula óssea do fémur de ratos SD por centrifugação em gradiente de densidade. De seguida, estas células foram cultivadas *in vitro* com EGM-2 MV BulletKit. Após a cultura celular, as células ligadas, nomeadamente as EPC, eram células precursoras de células endoteliais vasculares. Os dados da cultura e co-cultura com os suportes mostraram que as EPCs mudaram a sua morfologia de redonda para fusiforme e formaram redes dentro dos suportes. A imunofluorescência revelou a expressão de CD133, um biomarcador de superfície para células endoteliais vasculares, no 10º dia. Estas células foram claramente observadas e aderiram aos suportes acelulares. O número de EPCs marcadas com bromodeoxiuridina (BrdU) apresentou um aumento aparente no interior dos suportes, 3 dias após a co-cultura (Figura 4), sugerindo que os suportes acelulares têm a capacidade de induzir a adesão e a proliferação das EPCs em cultura.

Avaliação da regeneração celular nos enxertos explantados

Para avaliar o potencial de regeneração dos scaffolds, foram transplantados ortopedicamente cinquenta scaffolds em cinquenta ratos receptores (Figura 5A1, 5A2). A maioria dos receptores, quarenta e quatro ratos, sobreviveu ao procedimento de implantação e seis morreram. Dos quarenta e quatro ratos, três morreram um dia após a operação, dois morreram uma semana depois e dois desenvolveram hematúria duas semanas depois. Para examinar as estruturas morfológicas dos enxertos explantados, os enxertos foram analisados em vários momentos pós-cirúrgicos. A observação macroscópica mostrou que os enxertos atrofiaram gradualmente e perderam sua forma original com o passar do tempo (Figura 6). Em seguida, foram preparadas secções de H&E para analisar a distribuição dos vasos sanguíneos no local regenerado. Os coágulos sanguíneos foram observados nos vasos renais nos locais de anastomose em doze ratos; dois morreram no primeiro dia e dez foram sacrificados uma ou duas semanas após a cirurgia (cinco para cada). No entanto, não foram observados coágulos sanguíneos em todas as amostras quatro semanas após a operação.

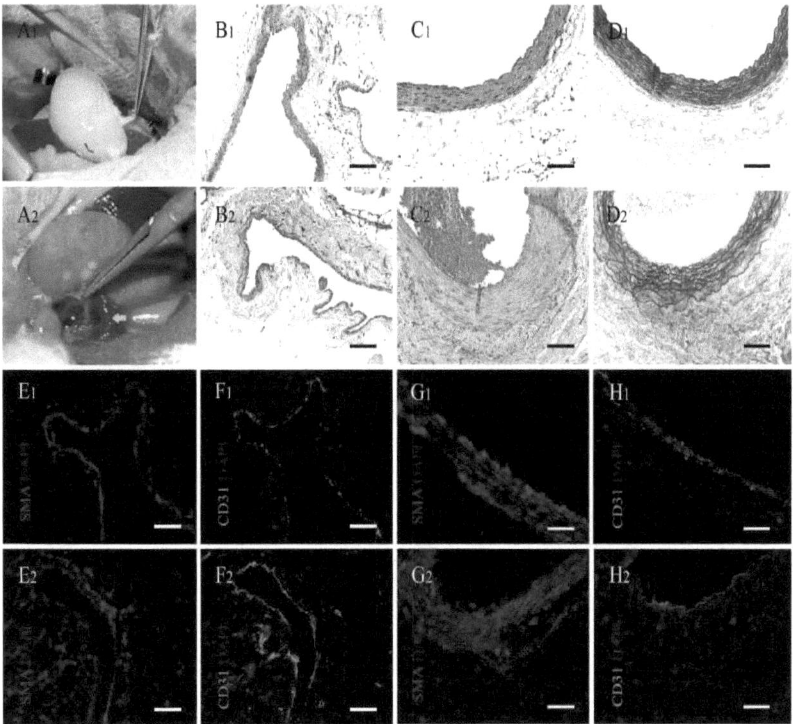

Figura 5: Implantação de rim acelular e características dos vasos renais nos scaffolds explantados. A1. Os scaffolds renais descelularizados foram implantados ortotopicamente no recetor. Foi efectuada uma anastomose vascular. A seta azul mostra a artéria renal. **A2. A** perfusão de sangue nas plataformas após a anastomose vascular. A seta azul mostra a artéria renal e a seta amarela mostra a veia renal. **B.**-H. As estruturas vasculares em duas semanas foram regeneradas e reorganizadas em comparação com as nativas no seio renal. (B1-H1) Os vasos do seio renal no rim nativo. (B2-H2) Os vasos do seio renal em scaffolds explantados pós-implantação de duas semanas. (B) Coloração H&E da veia. (C) Coloração H&E da artéria. (D) Coloração de Weigert da artéria. (E-H) Imunofluorescência do CD31 (verde) e da SMA (vermelho). (E, F) Veia. (G, H) Artéria. A coloração dos núcleos celulares foi azul com DAPI. (B-H) Barras de escala =100μm.

Uma e duas semanas após a implantação, as plataformas renais estavam infiltradas por células inflamatórias, especialmente à volta do glomérulo e dos túbulos renais. A morfologia dos glomérulos, que estavam menos infiltrados de células, estava intacta mas desenvolveu fibrose às 4 semanas (Figura 6A1-6D1). O número de células inflamatórias diminuiu e o tipo mudou durante o desenvolvimento, sendo substituídas por outros tecidos e células (Figura 6A1-6D2). A regeneração dos vasos renais foi observada em cinco das dezanove amostras. A espessura das paredes vasculares estava aumentada, aparentemente na 8ª semana, especialmente das artérias nos enxertos explantados (Figura 5B-5C e Figura 6A3-6D3). E a coloração de weirget revelou que a integridade das fibras elásticas nos vasos estava intacta. (Figura 5D). Outros ensaios de imunofluorescência corados com DAPI indicaram que as camadas endoteliais e de músculo liso dos vasos no seio renal se regeneraram visivelmente à medida que o tempo pós-implantação progredia (Figura 5E2-5H2).

Discussão

A reconstrução de novo do rim é mais difícil do que a regeneração de muitos outros tecidos devido à complexidade e diversidade dos componentes e estruturas do rim. No entanto, estudos recentes indicam que o rim tem a capacidade intrínseca de se regenerar

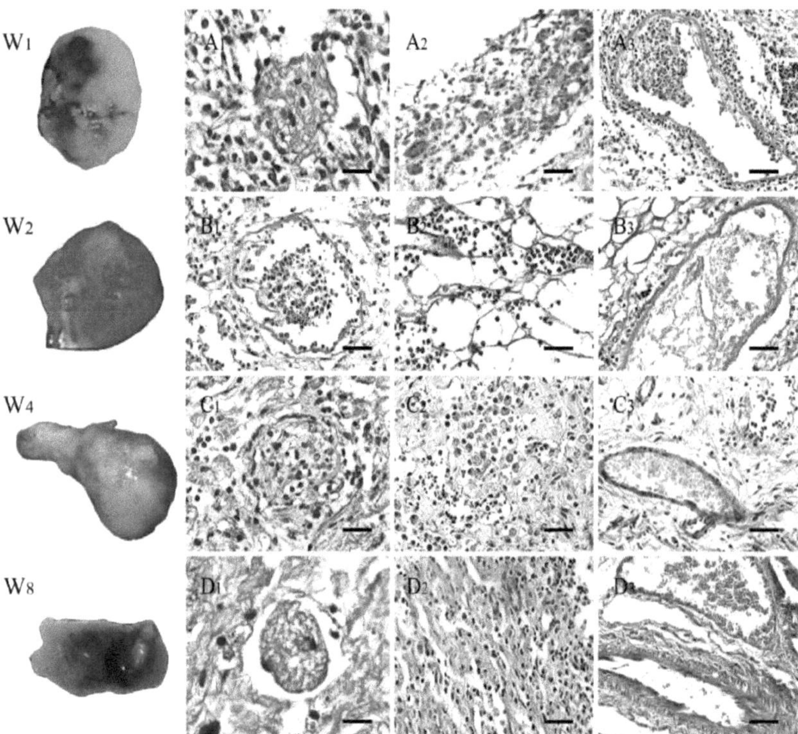

Figura 6: Aspeto geral e coloração H&E das plataformas explantadas após 1 a 8 semanas. (W1-8) Aspeto geral das plataformas de rim explantadas. **A.**-D. Coloração H&E de glomérulos, túbulos e vasos. (A1-D1) Os glomérulos tornaram-se gradualmente assustados devido à infeção. (A2-D2) As estruturas dos túbulos renais foram substituídas por outros tecidos e células. (A3-D3) A infiltração de células inflamatórias diminuiu significativamente e observou-se alguma neovascularização nos enxertos. A espessura das paredes vasculares aumentou, aparentemente na 8ª semana, especialmente nas artérias dos enxertos explantados. (A1-D2) Barras de escala = 25μm; (A3-D3) Barras de escala = 50μm.

[9] Os suportes descelularizados mantêm a rede vascular natural e os componentes, que são conservados entre espécies [19-22]. Nos últimos anos, registou-se um progresso notável na medicina regenerativa. Song JJ et al [7] utilizaram um bioreactor artificial para regenerar rins parcialmente funcionais, repovoando os suportes renais com células endoteliais venosas umbilicais humanas e células renais neonatais de rato. Orlando et al [21] confirmaram que a implantação in vivo de andaimes de rins de suínos é tecnicamente viável, embora as estruturas vasculares tenham sido ocluídas por trombose. Serpooshan et al [43] demonstraram que a formação de novas redes de vasos sanguíneos interligados no local do enfarte do miocárdio *in vivo* é promovida por um remendo de colagénio acelular com propriedades biomecânicas específicas. O nosso estudo anterior mostrou que os suportes renais descelularizados podem ser utilizados para mediar a regeneração renal [17]. Com base nisto, colocámos a hipótese de que o próprio corpo tem a capacidade de atuar como um bioreactor natural para os rins.

Na nossa experiência, os rins de rato são descelularizados de forma eficiente para criar estruturas ECM renais completas num período de tempo relativamente curto, com vasos perfusíveis e compartimentos glomerulares e tubulares intactos. A estrutura renal descelularizada não era citotóxica e mantinha alguns tipos de citocinas, que comprovadamente promoviam a adesão e a proliferação celular *in vitro*. Foram observadas algumas neovascularizações no interior dos enxertos. Os enxertos foram infiltrados por um grande número de células inflamatórias na fase inicial, e diminuíram gradualmente. Os scaffolds perderam a sua forma original com o prolongamento do tempo, mas continuaram a registar-se o aparecimento de novos vasos sanguíneos no seu interior. Alguns investigadores indicaram que os fibroblastos podem surgir de diferentes formas: a partir de células endoteliais *através do* processo de transição endotelial para mesenquimal, a partir de células epiteliais *através da* transição epitelial para mesenquimal ou a partir da medula óssea durante a fibrose renal [24]. Além disso, foram observadas as células endoteliais, as fibras elásticas e as camadas de músculo liso dos vasos. No entanto, o mecanismo de regeneração dos vasos e o processo de transformação celular foram mal compreendidos nos enxertos. Pode ser que a supressão da ação inflamatória facilite a transformação celular e regule diversos processos biológicos [25, 26] num período pós-implante para motivar a regeneração.

O nosso estudo sugere que o corpo pode ser utilizado como um bioreactor, uma vez que o ambiente interno dos organismos vivos tem a capacidade fisiológica potencial que pode ajudar na regeneração e assegura a estabilidade protetora dos tecidos e órgãos. O ambiente interno é uma boa fonte de nutrientes, vários factores de crescimento e proporciona um meio para as interacções entre célula-célula e célula-matriz. O ambiente interno pode também apoiar a sobrevivência e a função das células, promovendo a sua diferenciação e reorganização no interior do enxerto acelular. Os bioreactores naturais proporcionariam uma oportunidade de autorepopulação, pelo que poderiam ser utilizados no futuro para desenvolver órgãos totalmente funcionais. No nosso estudo, a implantação foi um desafio porque exigiu competências microcirúrgicas, mas é tecnicamente possível implantar as plataformas ortotópicas em pequenos animais.

A interação célula-ECM e o microambiente 3D desempenham um papel na morfologia, migração, proliferação, diferenciação e formação de estruturas semelhantes a tecidos. Como tal, poderá haver algum(s) mecanismo(s) molecular(ais) que possa(m) desencadear a libertação de citocinas e sinais semelhantes que promovam a migração, a proliferação e a diferenciação das células. A matriz adequadamente preparada reterá sinais para desencadear a diferenciação específica de células precursoras pluripotentes e, assim, lançar uma cascata de eventos matriz-célula, célula-célula e célula-matriz que culminam em ciclos de diferenciação de órgãos e remodelação dos suportes originais [27].

Observámos a regeneração de alguns vasos renais, mas a regeneração de glomérulos e túbulos não foi observada. A implantação de scaffolds de rins inteiros descelularizados, sem repovoamento, é tecnicamente viável em ratos. Embora os resultados representem apenas um passo inicial em direção ao objetivo final da geração de rins totalmente funcionais *in vivo*, estes resultados sugerem que o próprio corpo, como bioreactor, é uma estratégia viável para a regeneração dos rins.

Materiais e métodos

Preparação de andaimes descelularizados

No total, foram utilizados nesta experiência noventa (vinte e cinco para dadores de andaimes + cinquenta receptores + quinze para análise) ratos SD saudáveis com cerca de dois meses de idade e 200-250 g de peso. Os animais foram fornecidos pelo Laboratory Animal Center da Wenzhou Medical University, província de Zhejiang, R.P. China. A experiência foi aprovada pela administração da Wenzhou Medical University e realizada de acordo com as directrizes éticas para a utilização e tratamento de animais. Vinte e cinco ratos foram anestesiados com hidrato de cloral a 5% (0,6 ml/100g) por injeção intraperitoneal. A cavidade abdominal foi aberta através de uma incisão na linha média ventral, desde o púbis até ao processo xifoide. Em seguida, foi introduzida uma cânula de 24 G na aorta abdominal para permitir a perfusão anterógrada com uma bomba peristáltica (YX1515X-A; Baoding Longer Precision Pump Co., China). Considerando que a canulação pode facilmente danificar o vaso renal, optámos por canular a aorta abdominal. Foi administrado 500 ml de solução salina tamponada com fosfato (PBS, pH 7,4) contendo 100 unidades de heparina.

perfundido para remover todo o sangue do rim a um ritmo de 8mL/min utilizando uma bomba peristáltica a 37oC, seguido de 1000ml de Triton X-100 a 0,1% (v/v), 200ml de água desionizada e 2000ml de SDS a 0,8% (v/v). Cinquenta andaimes renais descelularizados, produzidos a partir do passo anterior, foram cuidadosamente lavados com 5000 ml de água desionizada contendo 1% (v/v) de penicilina/estreptomicina e heparina para remover todos os detritos celulares e resíduos químicos. As plataformas renais descelularizadas foram esterilizadas utilizando um acelerador linear de electrões médicos X - Gray (2300 C/D) a uma dose de 2 KC Gray durante 4 minutos e armazenadas em PBS estéril contendo penicilina-estreptomicina e heparina a 4oC durante menos de 7 dias.

Avaliação do teor de ADN genómico e dos níveis de resíduos de SDS

O nível de resíduos de ADN genómico foi avaliado em andaimes renais descelularizados e comparado com rins nativos. As amostras de tecido foram digeridas com 20 mg/ml de proteinase K a 65oC durante 2-3 h. O ADN genómico foi extraído utilizando o Universal Genomic DNA Extraction Kit Ver.3.0 (Takara Bio Inc., Japão). A quantidade e a pureza do ADN foram analisadas utilizando o espetrofotómetro NanoDrop 2000 UV-Vis (Thermo Scientific, EUA). Em seguida, as amostras de ADN foram colocadas num gel de agarose a 1% com brometo de etídio e observadas sob luz ultravioleta (UV). Tendo em conta que o SDS é tóxico para as células, o UV-VIS foi utilizado para avaliar o nível de resíduos de SDS nos suportes.

Microscópio eletrónico de transmissão (TEM)

A MET foi utilizada para examinar a MEC em andaimes renais descelularizados e comparada com rins nativos. As amostras foram colhidas e fixadas com glutaraldeído a 2,5% (v/v) em tampão de cacodilato de sódio a 0,1 M durante a noite a 4oC, depois fixadas com tetróxido de ósmio a 1% durante 1 h a 37oC. Subsequentemente, os espécimes foram desidratados com uma série de soluções de acetona de concentração crescente, começando com 70%, depois 80%, 90% e 100% de acetona absoluta, infiltrados com resina epon e cozidos durante uma noite a 65°C. De seguida, os blocos endurecidos foram cortados em fatias semi-baixas e rapidamente examinados com um microscópio de luz. As fatias seleccionadas foram transformadas em secções ultrafinas de 80 nm e coradas com acetato de uranilo a 2% e citrato de chumbo. Todas as amostras foram examinadas num TEM Hitachi (H7500; Japão) a 70 kV. As imagens foram obtidas com uma câmara digital CCD de alta resolução gatan 830.

Histologia e imunofluorescência

Para avaliação histológica, as amostras foram fixadas em paraformaldeído a 10% a 4oC durante a noite, depois desidratadas em uma série gradual de etanol e permeabilizadas em dimetilbenzeno e incluídas em cera de parafina. Após a inclusão em parafina, secções de 4 μm de espessura foram consecutivamente cortadas e coradas com H&E para analisar a morfologia e a microestrutura. Para a avaliação do conteúdo de ADN, as secções foram então contra-coradas com DAPI. Em seguida, as secções foram observadas com imunofluorescência para detetar as proteínas da membrana basal, que são compostas por componentes da MEC, incluindo laminina, colagénio IV e fiibronectina.

Para a imunofluorescência, as secções de tecido foram desparafinizadas e reidratadas, tendo sido efectuada a recuperação do antigénio. As secções foram então bloqueadas com 10% de soro fetal bovino (FBS) durante 30 minutos à temperatura ambiente. Foram aplicados anticorpos primários e deixados a incubar durante a noite a 4°C, seguidos de anticorpos secundários específicos da espécie conjugados com 488 ou 594 (Chemicon, EUA) em diluições de 1:400 durante 2 horas a 37°C. Por fim, as secções foram lavadas em PBS durante 45 minutos e coradas com DAPI. As lâminas foram observadas com um microscópio fluorescente Olympus e as imagens foram obtidas com o Olympus soft image viewer.

Fundição por corrosão vascular de estruturas renais

Para determinar a microvasculatura tridimensional nas plataformas, foi efectuada uma cateterização da veia cava inferior e da aorta abdominal, seguida de uma injeção de 1~2ml de acetona, dependendo do tamanho do rim. Em seguida, foi injectada rapidamente através da aorta abdominal uma mistura de solvente de acrilonitrilo butadieno-estireno (ABS) Sudan a 10%, 5 ml. Entretanto, 10 ml de mistura de pigmento azul ABS a 10% foram perfundidos na veia cava inferior. As amostras foram arrefecidas em água corrente e corroídas em ácido clorídrico a 50% durante 1-3 dias. A morfologia e a distribuição da vasculatura foram observadas sob estereomicroscópio e as imagens foram obtidas com o visualizador de imagens Olympus.

Cultura e co-cultura de EPCs com os suportes descelularizados in vitro

Para confirmar a capacidade das estruturas descelularizadas para suportar a fixação e o crescimento das células, as células mononucleares (MNC) foram isoladas e colhidas da medula óssea do fémur de ratos por centrifugação em gradiente de densidade. De seguida, estas células foram cultivadas com EGM-2 MV BulletKit *in vitro*. Após 3 dias, as células não aderidas foram removidas da cultura e o meio foi mudado a cada 3-4 dias. Após a descelularização e esterilização dos andaimes, estes foram cortados em fatias de 100um de espessura e co-cultivados com 1×105 EPCs num meio de cultura, tendo-se deixado equilibrar com uma atmosfera de 5% de CO2 a 37oC durante 10 dias. Em seguida, as células EPC e as suas proliferações foram visualizadas, 3 dias após a cultura com BrdU e 10 dias após a cultura com CD133, utilizando um microscópio de fluorescência Nikon AZ-100 para caraterização.

Implantação de andaimes descelularizados

Para investigar a hipótese do estudo, implantámos 50 andaimes descelularizados em 50 ratos. (Vídeo suplementar). Sob um microscópio cirúrgico (XTS-4A, ZTGX,

Jiangsu, China), o rim esquerdo e o ureter do recetor foram removidos e foi injectada heparina (100 unidades/kg) por via intravenosa através da veia cava inferior para evitar coágulos sanguíneos. De seguida, a artéria e a veia renais da plataforma renal descelularizada foram anastomosadas microcirurgicamente aos vasos renais esquerdos do recetor utilizando suturas de monofilamento PROLENE 10-0 com 4 pontos para a artéria e 8 pontos para a veia (Figura 5A1). Em seguida, foi feita uma incisão na bexiga do recetor e o ureter do dador descelularizado foi anastomosado para ligar a bexiga do recetor ao rim do dador.

Em seguida, o rato recetor foi observado durante 30 minutos para garantir que não havia fuga de sangue ou formação de coágulos. A parede abdominal foi então fechada camada por camada com sutura de monofilamento PROLENE 4-0. Após a cirurgia, todos os animais tiveram acesso ilimitado a ração de rato e água contendo penicilina e estreptomicina (100u/ml) e injeção subcutânea com heparina 5000 U durante mais de uma semana.

Avaliação dos enxertos explantados

Para avaliar a regeneração dos andaimes *in vivo*, os grupos de ratos foram sacrificados a 1, 2, 4 e 8 semanas após a implantação, respetivamente. Em seguida, secções dos enxertos explantados foram coradas com H&E e analisadas quanto à morfologia e microestrutura.

Agradecimentos

Agradecemos a S. F. Morris pela ajuda na modificação do manuscrito, a JJ Chen pela ajuda na sessão fotográfica, a P Wei pela cirurgia guiada, a JS Ma e LG Hu pela conceção do equipamento de descelularização. Este trabalho foi financiado pelo Departamento de Anatomia da Universidade Médica de Wenzhou e pela Fundação de Ciências Naturais da Província de Zhejiang (LY14H050005, LY13H030010, LY14H180008 e LY12H15002) e pelo Programa de Tecnologia Científica da Província de Zhejiang (2014C37005) e pela Fundação Nacional de Ciências Naturais da China (81570608).

Conflitos de interesses

Os autores declaram não haver conflito de interesses.

Referências

61.Jha V, Garcia-Garcia G, Iseki K, Li Z, Naicker S, Plattner B, Saran R, Wang AY, Yang CW. Chronic kidney disease: global dimension and perspectives. Lancet. 2013; 382: 260-272.

62. Barreto FC, Barreto DV, Moyses RM, Neves KR, Canziani ME, Draibe

SA, Jorgetti V, Carvalho AB. Os níveis de PTH intacto recomendados pelo K/DOQI não previnem a doença óssea de baixa rotatividade em pacientes em hemodiálise. Kidney Int. 2008; 73: 771-777.

63. Ikizler TA. CKD classification: time to move beyond KDOQI. J Am Soc Nephrol. 2009; 20: 929-930.

64. Moe SM1, Chertow GM, Coburn JW, Quarles LD, Goodman WG, Block GA, Drueke TB, Cunningham J, Sherrard DJ, McCary LC, Olson KA,

Turner SA, Martin KJ. Atingir o metabolismo ósseo NKF-KDOQI e os objectivos de tratamento de doenças com cinacalcet HCl. Kidney Int. 2005; 67: 760-771.

65. Luan FL, Steffick DE, Ojo AO. Steroid-free maintenance immunosuppression in kidney transplantation: is it time to consider it as a standard therapy? Kidney Int. 2009; 76: 825-830.

66. Vyas S, Roberti I. Lymphocyte ATP immune cell assay in pediatric renal transplants: is it useful? Transplant Proc. 2011; 43: 3675-3678. Song JJ, Guyette JP, Gilpin SE, Gonzalez G, Vacanti JP, Ott HC. Regeneração e transplante ortotópico experimental de um rim de bioengenharia. Nat Med. 2013; 19: 646-651.

67. Uygun BE, Soto-Gutierrez A, Yagi H, Izamis ML, Guzzardi MA, Shulman C, Milwid J, Kobayashi N, Tilles A, Berthiaume F, Hertl M, Nahmias Y, Yarmush ML et al. Organ reengineering through development of a transplantable recellularized liver graft using decellularized liver matrix. Nat Med. 2010; 16: 814-820.

68. Badylak SF, Taylor D, Uygun K. Whole-organ tissue engineering: decellularization and recellularization of three-dimensional matrix scaffolds. Annu Rev Biomed Eng.2011; 13: 27-53.

69. Ratcliffe A, Niklason LE. Bioreactores e bioprocessamento para engenharia de tecidos. Ann N Y Acad Sci. 2002; 961: 210-215.

70. Ott HC, Matthiesen TS, Goh SK, Black LD, Kren SM, Netoff TI, Taylor DA. Perfusion-decellularized matrix: using nature's platform to engineer a bioartificial heart. Nat Med. 2008; 14: 213-221.

71. Conconi MT, De Coppi P, Di Liddo R, Vigolo S, Zanon GF, Parnigotto PP, Nussdorfer GG. Tracheal matrices, obtained by a detergent- enzymatic method, support *in vitro* the adhesion of chondrocytes and tracheal epithelial cells.Transpl Int.

2005; 18: 727-734.

72. Baiguera S, Jungebluth P, Burns A, Mavilia C, Haag J, De Coppi P, Macchiarini P. Tissue engineered human tracheas for *in vivo* implantation. Biomaterials. 31: 8931-8938.

73. Price AP, England KA, Matson AM, Blazar BR, Panoskaltsis-Mortari A. Desenvolvimento de um sistema de biorreator de pulmão descelularizado para bioengenharia do pulmão: a matriz recarregada. Tissue Eng Part A. 2010; 16: 2581-2591.

74. Petersen TH, Calle EA, Zhao L, Lee EJ, Gui L, Raredon MB, Gavrilov K, Yi T, Zhuang ZW, Breuer C, Herzog E, Niklason LE. Tissue- engineered lungs for *in vivo* implantation (Pulmões com engenharia de tecidos para implantação *in vivo)*. Science. 2010; 329: 538-541.

75. Ott HC, Clippinger B, Conrad C, Schuetz C, Pomerantseva I, Ikonomou L, Kotton D, Vacanti JP. Regeneration and orthotopic transplantation of a bioartificial lung. Nat Med. 2010; 16: 927-933.

76. Yu YL, Shao YK, Ding YQ, Lin KZ, Chen B, Zhang HZ, Zhao LN, Wang ZB, Zhang JS, Tang ML, Mei J. Decellularized kidney scaffold- mediated renal regeneration. Biomaterials. 2014; 35: 6822-6828.

77. Franquesa M, Flaquer M, Cruzado JM, Grinyo JM. Kidney regeneration and repair after transplantation. Curr Opin Organ Transplant. 2013; 18: 191-196.

78. Orlando G, Booth C, Wang Z, Totonelli G, Ross CL, Moran E, Salvatori M, Maghsoudlou P, Turmaine M, Delario G, Al-Shraideh Y, Farooq U, Farney AC et al. Discarded human kidneys as a source of ECM scaffold for kidney regeneration technologies. Biomaterials. 2013; 34: 5915- 5925.

79. Park KM, Woo HM. Porcine bioengineered scaffolds as new frontiers in regenerative medicine. Transplant Proc. 2012; 44: 1146-1150.

80. Orlando G, Farney AC, Iskandar SS, Mirmalek-Sani SH, Sullivan DC, Moran E, AbouShwareb T, De Coppi P, Wood KJ, Stratta RJ, Atala A, Yoo JJ, Soker S. Produção e implantação de andaimes de matriz extracelular renal de rins de suínos como plataforma para investigações de bioengenharia renal. Ann Surg. 2012; 256: 363-370.

81. Sullivan DC, Mirmalek-Sani SH, Deegan DB, Batista PM, Aboushwareb

T, Atala A, Yoo JJ. Decellularization methods of porcine kidneys for whole organ engineering using a high-throughput system. Biomaterials. 2012; 33: 7756-7764.

82. Serpooshan V, Zhao M, Metzler SA, Wei K, Shah PB, Wang A, Mahmoudi M, Malkovskiy AV, Rajadas J, Butte MJ, Bernstein D, Ruiz-Lozano P. The effect of bioengineered acellular collagen patch on cardiac remodeling and ventricular function post myocardial infarction. Biomaterials. 2013; 34: 9048-9055.

83. Zeisberg EM, Potenta SE, Sugimoto H, Zeisberg M, Kalluri R. Fibroblasts in kidney fibrosis emerge via endothelial-to-mesenchymal transition. J Am Soc Nephrol. 2008; 19: 2282-2287.

84. Feller L, Altini M, Lemmer J. Inflammation in the context of oral cancer (Inflamação no contexto do cancro oral). Oral Oncol. 2013; 49: 887-892.

85. Junk DJ, Bryson BL, Jackson MW. HiJAK'd Signaling; the STAT3 Paradox in Senescence and Cancer Progression. Cancros (Basileia). 2014; 6: 741755.

86. Ross EA, Abrahamson DR, St John P, Clapp WL, Williams MJ, Terada N, Hamazaki T, Ellison GW, Batich CD. Mouse stem cells seeded into decellularized rat kidney scaffolds endothelialize and remodel basement membranes. Organogénese. 2012; 8: 49-55.

Capítulo 5

Suportes descelularizados em medicina regenerativa

Yaling Yu, Ali Alkhawaji, Yuqiang Ding e Jin Mei

Resumo

O transplante alogénico de órgãos continua a ser a solução definitiva para a falência de órgãos em fase terminal. No entanto, a aplicação clínica é limitada pela escassez de órgãos de dadores e pela necessidade de imunossupressão ao longo da vida, o que realça a importância de desenvolver estratégias terapêuticas eficazes. No domínio da medicina regenerativa, foram recentemente desenvolvidas várias tecnologias regenerativas utilizando diversos biomateriais para fazer face a estas limitações. Os suportes descelularizados, derivados principalmente de vários órgãos não autólogos, demonstraram uma capacidade regenerativa *in vivo* e *in vitro* e tornaram-se uma abordagem de tratamento emergente. No entanto, esta capacidade regenerativa varia entre suportes, em resultado da diversidade da estrutura anatómica e da composição celular dos órgãos utilizados para a descelularização. Neste documento, são destacados os recentes avanços nos suportes baseados na regeneração de órgãos in *vivo* e *in vitro*, bem como os aspectos em que são necessárias mais investigações e análises.

Introdução

O transplante alogénico de órgãos continua a ser a solução definitiva para a falência de órgãos em fase terminal; no entanto, a escassez de órgãos de dadores resultou no aumento das listas de espera para transplante. Os órgãos do corpo são estruturas complexas, compostas maioritariamente por várias colecções de tecidos, constituídas por várias matrizes extracelulares e componentes celulares. No domínio da medicina regenerativa, os órgãos são descelularizados para remover os componentes celulares e produzir uma matriz extracelular acelular (ECM) ou, como é conhecido, estruturas descelularizadas. Estas estruturas, uma vez que não têm componentes celulares e mantêm a MEC, são "sem rejeição" quando implantadas, podendo atuar como um modelo indutivo para a recelularização.

As plataformas descelularizadas tornaram-se uma abordagem emergente para o tratamento. A utilização clínica de andaimes descelularizados foi documentada para aplicações como vasos sanguíneos, válvulas cardíacas e bexigas renais. Embora as aplicações actuais possam estar limitadas a órgãos ao nível dos tecidos e anatomicamente simples, acabam por constituir a base para a futura regeneração de órgãos complexos e funcionais.

A utilização de scaffolds descelularizados em medicina regenerativa tem proporcionado vários avanços nos últimos tempos. Apesar da variabilidade das modalidades e dos órgãos utilizados, estes scaffolds têm demonstrado uma capacidade de promover a regeneração. Em estudos *in vitro*, com base em bioreactores, os investigadores investigaram o efeito (papel) destas estruturas na proliferação celular e na construção de órgãos. As implantações *in vivo* de estruturas descelularizadas exploraram o efeito da estrutura na promoção da angiogénese e da regeneração local (Figura 1). Esta rápida expansão do conhecimento gerou um fosso crescente entre a investigação e a aplicação clínica. Apresentamos aqui uma revisão dos avanços recentes em andaimes baseados na regeneração de órgãos *in vivo* e *in vitro*, bem como das áreas em que são necessárias mais investigações e análises.

Fígado

O fígado é um órgão glandular que desempenha um papel importante na digestão, no metabolismo e na homeostasia; por conseguinte, o fígado está equipado com uma extraordinária capacidade de regeneração. Na sequência de uma lesão do tecido hepático, ressecção cirúrgica, envenenamento, infeção ou necrose de até 80-90% do fígado, o tecido hepático remanescente pode regenerar-se rapidamente para restaurar o volume e o peso originais. [1]. No entanto, esta capacidade de regeneração pode estar comprometida ou ser ineficaz em casos de insuficiência hepática aguda e crónica, e o tratamento eficaz para esses casos depende em grande medida do transplante hepático alogénico. Assim, a construção de um fígado portátil através da engenharia de tecidos hepáticos *in vitro* pode ser atualmente uma melhor escolha.

A engenharia de tecidos hepáticos registou progressos notáveis nos últimos anos, proporcionando conhecimentos sobre a regeneração do fígado [2-5]. Em 2010, foram desenvolvidas estruturas hepáticas acelulares, transferíveis e intactas, através da perfusão de vários detergentes químicos na veia porta de ratos. Estes andaimes mantiveram a estrutura tridimensional (Figura 2) e a função da microvasculatura e dos componentes da matriz extracelular [3, 4]. As plataformas hepáticas descelularizadas demonstraram uma capacidade de suportar uma recelularização eficiente *in vitro* com hepatócitos primários e subsequente perfusão de células [2, 3, 5, 6]. A implantação microcirúrgica *in vivo* de andaimes hepáticos descelularizados, envolvendo anastomoses vasculares microcirúrgicas, mostrou que os andaimes foram semeados com células. Formações de trombose, no entanto, foram observadas logo após o transplante [3, 5, 7]. Para resolver o problema da trombogenicidade, a heparina foi perfundida em várias camadas na superfície interna das plataformas [8-11]. [8-11] Apesar da eficácia desta intervenção, a eficácia a longo prazo necessita de mais experiências.

Coração

O coração tem uma capacidade regenerativa limitada em comparação com o fígado. Estudos demonstraram que as células estaminais cardíacas no coração adulto são capazes de se diferenciar, mas incapazes de restaurar funções quando o coração sofre alterações patológicas graves [12, 13]. A insuficiência cardíaca pode ser a fase terminal de várias doenças cardiovasculares. O tratamento da insuficiência cardíaca em fase terminal, incluindo abordagens farmacológicas, cirúrgicas e paliativas, não pode fornecer soluções definitivas.

Os primeiros scaffolds cardíacos descelularizados foram produzidos a partir de ratos em 2008 [14]. Esses andaimes foram perfundidos *in vitro* com cardiomiócitos e células endoteliais vasculares para imitar a composição de células cardíacas. Com sucesso, estas construções cardíacas foram capazes de desempenhar a função de bomba após a implantação [14]. Células estaminais pluripotentes induzidas (iPSCs) derivadas de humanos foram semeadas em corações de rato descelularizados *in vitro*. As iPSCs semeadas foram capazes de migrar, proliferar e diferenciar-se em cardiomiócitos funcionais após o implante, permitindo que os tecidos cardíacos construídos demonstrassem contratilidade

* . Células cardíacas neonatais murinas e células endoteliais derivadas do cordão umbilical humano (HUVEC) foram semeadas no ventrículo esquerdo de scaffolds cardíacos porcinos descelularizados, resultando na formação de fibras contrácteis em 50% do local de injeção [16]. No entanto, uma compreensão completa do efeito dos scaffolds descelularizados na proliferação e diferenciação das células transplantadas permanece ausente da literatura atual.

Recentemente, tem sido dada uma atenção crescente à reparação do tecido miocárdico após enfartes isquémicos do miocárdio. As células estaminais mesenquimais da medula óssea (MSCs) foram ancoradas no enfarte do miocárdio isquémico, promovendo a angiogénese e a reparação cardíaca

[O transplante de células estaminais melhorou o estado do tecido enfartado e a função cardíaca global [18, 19]. Considerando que os scaffolds cardíacos descelularizados oferecem biocompatibilidade e contêm várias citocinas, a utilidade do scaffold para reparar a área de enfarte do miocárdio isquémico promove a capacidade endógena do miocárdio enfartado para atenuar a remodelação e melhorar a função cardíaca após o enfarte do miocárdio [20].

Pulmão

A aplicação clínica da regeneração traqueal com base em andaimes tem sido relatada na literatura [21], no entanto, a regeneração do tecido pulmonar continua a ser um desafio [22]. A capacidade auto-regenerativa do tecido pulmonar é limitada, incapaz de restaurar a estrutura e a função pulmonares completas, embora as células progenitoras locais possam apenas reparar a camada epitelial [23, 24]. Por conseguinte, infelizmente, o transplante pulmonar continua a ser o tratamento para a insuficiência pulmonar em fase terminal [25].

A investigação sobre a regeneração do tecido pulmonar passou por duas fases. A noção fundamental de regeneração de um segmento de pulmão combina a

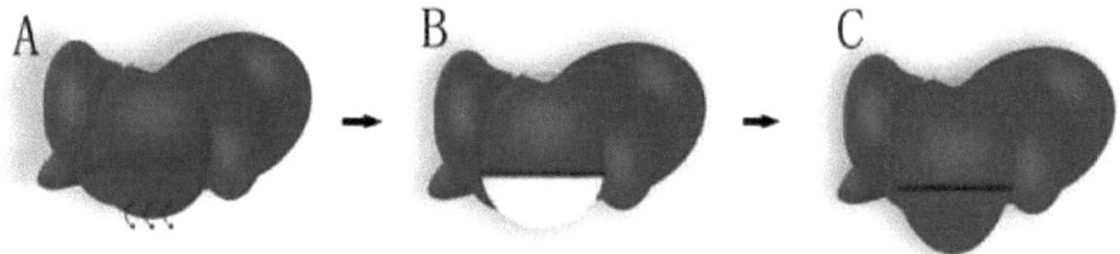

Figura 1: Diagrama esquemático da hipótese de regeneração hepática utilizando andaimes descelularizados. A. É efectuada uma ressecção parcial de um lóbulo hepático. **B.** A parte afetada é substituída por uma estrutura de fígado descelularizada. **C.** As células do fígado residencial atravessam o limite da sutura e regeneram-se na estrutura hepática.

células-tronco pulmonares com materiais sintéticos para a construção de unidades funcionais pulmonares (o alvéolo), capazes de regenerar o tecido pulmonar. Com base nessa proposta, células-tronco pulmonares foram semeadas em material sintético *in vivo* e *in vitro*. Os construtos não conseguiram formar estrutura e função pulmonar completa [26], possivelmente devido à má integração e histocompatibilidade e ao comprometimento da função respiratória causado por infeção pós-operatória [27].

Recentemente, a engenharia de tecidos pulmonares tem se concentrado na regeneração promovida por scaffolds descelularizados *in vivo* e *in vitro*. Durante a descelularização, as proteínas estruturais e as citocinas relevantes da matriz extracelular (ECM) são retidas, enquanto os componentes celulares são removidos [28, 29] . Dois grupos de investigação independentes da Universidade de Yale e da Universidade de Harvard concluíram que, seis horas mais tarde, podem ser geradas trocas gasosas efectivas em ratos com pulmões de engenharia de tecidos [30, 31].

As MSC cultivadas no andaime pulmonar podem ser induzidas a proliferar e a diferenciar-se. Houve pouca diferença na proliferação e diferenciação celular entre o suporte pulmonar normal e o suporte de fibrose [32]. Se a fibrose foi aliviada e se outras células semeadas no andaime apresentam o mesmo resultado, ainda é preciso examinar mais a fundo. É de ponderar qual o resultado após o transplante do pulmão fibrosado projetado *in vivo*.

Rim

O rim é um órgão parenquimatoso, composto por cerca de um milhão de nefrónios, com uma disposição única para eliminar os resíduos corporais e regular o equilíbrio de água e sal. Devido a esta complexidade, a regeneração dos rins não é uma tarefa fácil

[35] [36]. No entanto, a investigação no domínio da engenharia celular e das células estaminais pode influenciar a regeneração dos rins [37]. Um estudo recente indicou que as células progenitoras renais adultas (ARPCS) podem ser utilizadas para reparar lesões tubulares renais durante a regeneração [38]. A matriz extracelular renal é essencial para o desenvolvimento e reparação renal e para a transdução de sinais.

Os rins de suínos foram descelularizados com sucesso, propondo a possibilidade de utilizar estes suportes transplantáveis para construir rins com engenharia de tecidos clinicamente aplicáveis [39] . Os rins porcinos inteiros foram descelularizados e depois transplantados ortotopicamente *in vivo*, sendo depois administrada profilaxia como anticoagulante. Células inflamatórias na região pericapsular e trombose ocorreram devido à falta de células endoteliais [40] .

Foi construído um rim de engenharia de tecidos utilizando estruturas descelularizadas de rim de rato semeadas com células endoteliais e epiteliais [41] *in vitro* (Figura 3). Os rins artificiais foram transplantados ortotopicamente *in vivo* e produziram urina com sucesso [42]. A reabsorção de electrólitos parciais não atingiu o nível do rim normal, o que pode estar associado à implantação incompleta de células e a células endoteliais imaturas [43]. Com a continuação da investigação, o rim artificial *in vitro* pode fornecer um rim adequado a doentes com doença renal em fase terminal.

Descobertas recentes mostraram que o túbulo proximal renal projetado com sucesso tinha a capacidade de absorção, metabolismo e função endócrina [44]. Demonstrámos com êxito que as estruturas renais descelularizadas podem induzir a regeneração do rim lesionado [45] (Figura 4). As várias citocinas presentes na estrutura podem desempenhar um papel fundamental na recuperação da função renal após nefrectomia parcial.

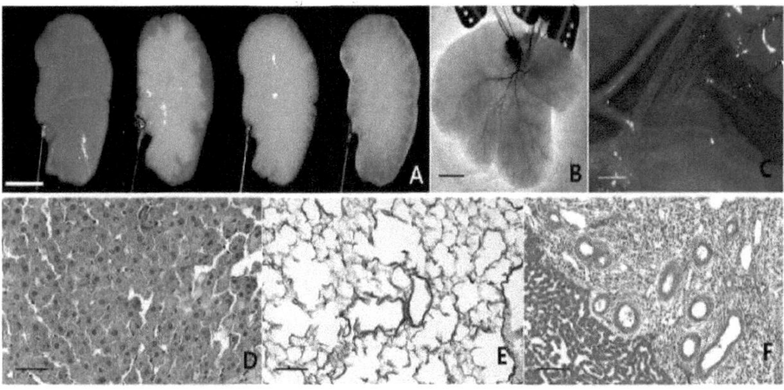

Figura 2: Fabrico, moldagem vascular, microestrutura ligeira e implantação de estruturas hepáticas descelularizadas. A.

Decelularização progressiva de um único lóbulo de fígado de rato sob perfusão contínua de detergente. Barra de escala de 10 mm. **B.** Andaime de fígado inteiro descelularizado com a artéria hepática intacta. Barra de escala 20mm. **C.** Moldagem por corrosão de vasos da microestrutura da veia porta hepática (azul), da artéria hepática (vermelho) e do ducto hepático (transparente). Barra de escala de 2 mm. A coloração **H. & E.** da matriz hepática mostra a existência de núcleos corados a azul no fígado intacto **D.** mas não na estrutura hepática descelularizada **(E)**. **F.**, os resultados da coloração H. & **E.** mostram a fronteira entre o parênquima hepático e o andaime descelularizado implantado. Barra de escala *100μ* m.

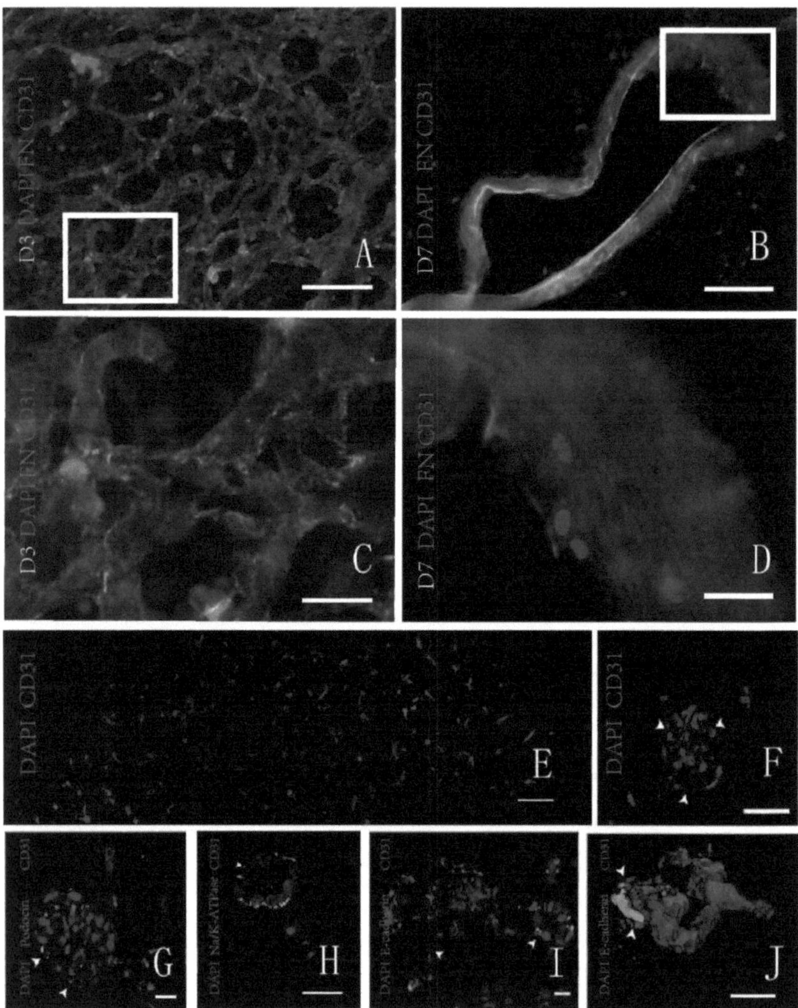

Figura 3: Proliferação de células nos scaffolds renais descelularizados *in vitro*. A. B. A imunofluorescência dupla mostra o suporte e as HUVEC com fibronectina (verde) e CD31

(vermelho), respetivamente. No terceiro dia, as HUVEC aderidas aumentam. No sétimo dia, as HUVECs aderem à parede da estrutura semelhante a um vaso renal mediano nos scaffolds. **C..D.** As imagens de ampliação mostram os quadrados brancos na Figura. **E. F.** Micrografias de fluorescência de construções renais reendotelizadas. As HUVECs CD31 positivas (vermelho) e DAPI positivas revestem a árvore vascular ao longo de toda a secção transversal do enxerto (reconstrução de imagem, à esquerda) e formam uma monocamada nos capilares glomerulares (à direita; as setas brancas indicam células endoteliais). **G.- J.** Micrografias de fluorescência de construções renais reendotelizadas e reepitelizadas mostrando o enxerto de células que expressam podocina (verde) e células endoteliais (CD31 positivo; vermelho) num glomérulo (à esquerda; as setas brancas indicam a cápsula de Bowman e o asterisco indica o pólo vascular); enxerto de células que exprimem Na/K-ATPase (verde) numa distribuição basolateral em túbulos que se assemelham a estruturas tubulares proximais com a polaridade nuclear adequada (esquerda, meio); enxerto de células que exprimem E-caderina em túbulos que se assemelham a estruturas tubulares distais (direita, meio); e uma reconstrução tridimensional de um vaso reendotelizado que conduz a um glomérulo (as setas brancas indicam a cápsula de Bowman e o asterisco indica o pólo vascular). T, túbulo; Ptc, capilar peritubular. **A.- D. Republicado** com a permissão da Impact journals, de Jin et al. [33]; e **E.-J.** Reimpresso de Song et al. [34] com a permissão da NPG, permissão transmitida através do Copyright Clearance Center, Inc. (Para a interpretação das referências à cor nesta legenda da figura, o leitor é remetido para a versão web deste artigo).

Apesar dos grandes progressos registados em investigações recentes, continua a ser difícil reconstruir um rim funcional completo, uma vez que muitos problemas continuam por resolver. É essencial que o rim artificial tenha uma função renal completa, produzindo urina e segregando eritropoietina (EPO) antes de o rim regenerador poder ser utilizado na clínica. Espera-se que mais investigação sobre a biologia das células estaminais e a engenharia biológica abra uma nova porta para o tratamento das lesões renais e a recuperação da função renal.

Pâncreas

O pâncreas pré-púbere exibe uma vigorosa capacidade de auto-regeneração, atribuída principalmente à plasticidade das células δ [46] e ao efeito regulador de várias proteínas na matriz extracelular pancreática [47-51]. A diabetes mellitus (DM), especialmente o tipo 2, demonstra uma secreção de insulina comprometida associada à desdiferenciação das células β [52]. A rediferenciação das células β poderia possivelmente proporcionar a cura da DM, mas atualmente não existe uma cura definitiva. A medicina regenerativa, com desenvolvimentos notáveis da tecnologia de micro-cápsulas e do nicho de bioengenharia, pode contribuir para o avanço do transplante de ilhotas.

Os estudos iniciais sobre a regeneração pancreática centraram-se no material de síntese, como o andaime líquido de matriz de colagénio reticulado [53-57]. Os primeiros andaimes pancreáticos descelularizados foram produzidos a partir de um modelo porcino em 2013. Estes suportes foram subsequentemente semeados com células estaminais derivadas do líquido amniótico humano (hAFSC) e ilhotas porcinas. Os suportes mostraram uma capacidade de promover a proliferação celular e manter a função celular [58]. As células acinares pancreáticas e as células β foram utilizadas para construir andaimes pancreáticos descelularizados *in vitro*, o que resultou num aumento do nível de insulina após o transplante subcutâneo [59]. Estudos recentes indicaram que o pâncreas composto, construído com material tridimensional artificial com células β, pode regular o nível de glucose no sangue depois de transplantado para o rato *in vivo*

[O papel das estruturas pancreáticas descelularizadas no controlo dos níveis de glicose no sangue permanece desconhecido. O sucesso do transplante *in vivo* de construções pancreáticas exige uma oxigenação adequada e a re-vascularização dos enxertos de ilhotas

36. O controlo e a otimização destes elementos essenciais poderão ser objeto de investigação futura. (Para além disso, confrontados com a questão de como rediferenciar as células β que se desdiferenciaram na diabetes tipo 2, a estrutura pancreática descelularizada pode constituir uma solução).

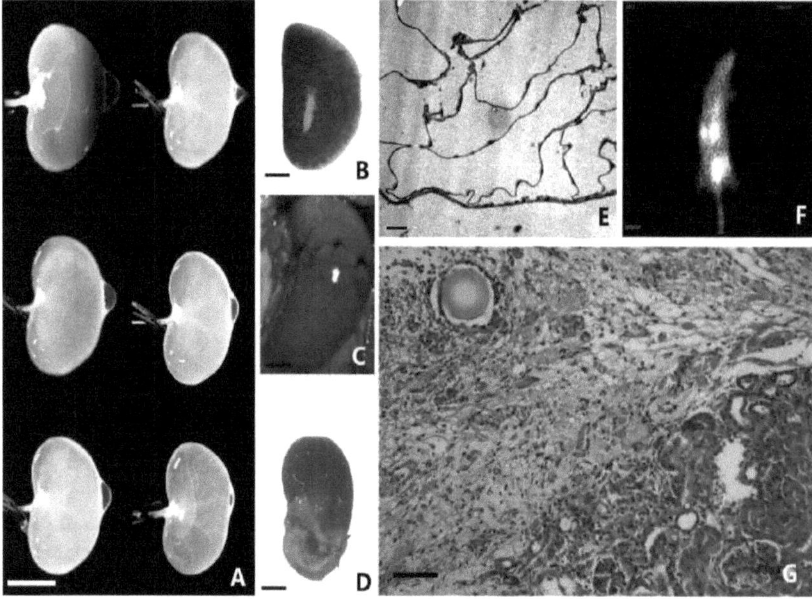

Figura 4: Fabrico e implantação de andaimes renais descelularizados. A. Com a perfusão contínua de detergente, a estrutura de rim descelularizada de rato apresenta um aspeto grosseiro diferente. Barra de escala de 10 mm. **B.** O modelo de moldagem de andaimes renais descelularizados apresenta microvasos intactos. **C.** As plataformas descelularizadas foram suturadas a um rato submetido a nefrectomia parcial. **D.** As imagens macroscópicas mostram secções transversais longitudinais de rins experimentais inteiros observadas ao microscópio estereoscópico. Barra de escala de 20 mm. **E. A** observação por microscopia eletrónica mostra a matriz extracelular intacta no andaime renal descelularizado. Barra de escala 2μm. **F.** Análise de varrimento com radionuclídeos dos rins experimentais. **G.** A coloração H&E mostra a borda entre o parênquima renal e o andaime

descelularizado implantado. Barra de escala 100µm.

Quadro 1: Avanços recentes na investigação da regeneração de órgãos com base em andaimes *in vivo* e *in vitro*

organ	In vitro	In vivo	reference
kidney	Construct engineered renal proximal tubule Promote cell proliferation and differentiation such as iPS with scaffold Construct engineered kidney by precursor or differentiated cell	Renal regeneration mediated by decellularized kidney scaffold Production of urine with implanted tissue engineered kidney	[36, 38, 40, 41, 93, 94]
Heart	Induce precursor cells to differentiate into cardiomyocytes with decellularized scaffold The function of beat of biological engineered heart	Promotion regeneration of myocardium in the area of myocardial ischemia infarction	[14-17]
Liver	The support of scaffold for the primary liver cell or various cell that can be induced into hepatocytes	Establish a vascular network rapidly and recover partial compensate function	[2, 3, 5-10]
Pancreas	The promotion of pancreatic islet cell proliferation and support function Construction of	Increase the expression of insulin gene by subcutaneous transplantation of engineered pancreas Regulation of blood glucose levels with engineered islet	[11, 49, 51, 52, 54-56,

	engineered pancreas	transplanted into mice with type 1 diabetic	95]
CNS	Preservation most matrix of spinal cord acellular scaffold. The modified matrix improve the mechanical property and promote the cell proliferation, migration and differentiation	The transplantation of combined scaffold with HUCB-MSCs can form the neo-axons with myelin sheath, and the recovery of motor function in rat	[60-62, 96]
Bladder		The bladder acellular scaffold promoted regeneration of epithelial cells, smooth muscle cells, vessels and nerve, which can be enhanced by stem cells	[65, 79, 80, 97]
Esophagus	Promotion of expression of marker protein by mucosal epithelial cells with scaffold, being suitable for cell survival and inhibiting apoptosis	The cover of esophageal sauamous epithelium, the regeneration of collagen fiber and inherent muscle layer	[75, 98-100]
Trachea	The co-culture of scaffold and cell can promote the proliferation of lung epithelium and endothelial cells	The appearance of ciliary epithelium and angiogenesis with tracheal transplantation	[101-105]
Stomach		The regeneration of proton pump and thin layer of muscle with gastric patch	[81]
Intestinal		Regeneration of intestinal tract, the cover	

tract		wit small mucous th h intestine and e appearance of muscle and nerve layer.	[106-108]
Skin	Engineered dermis seeded with fibroblasts, endothelial cell can promote cell proliferation and adhesion	The engineered dermis, the acellular dermal matrix (AlloDerm) can be applied in burned wound healing, breast reconstructio transplant n and ation of combined stem cell with dermal matrix for abdominal wall hernia.	[85-92]

Medula espinal e cérebro

O tratamento da paralisia continua a ser um quebra-cabeças na medicina atual. A paralisia ocorre como resultado proporcional de danos no sistema nervoso central (SNC). Traumas graves ou condições patológicas podem levar à perda permanente de funções sensoriais e motoras, possivelmente devido à capacidade de auto-regeneração extremamente limitada [61, 62]. O desenvolvimento da engenharia de tecidos pode proporcionar uma nova solução. A estratégia de investigação da medicina regenerativa consiste na combinação de um suporte biológico com células e moléculas bioactivas, para substituir e recuperar o tecido danificado. A utilidade dos andaimes tem sido aplicada na regeneração de tecidos não neurais com resultados satisfatórios; no entanto, o potencial terapêutico dos andaimes para regenerar o tecido do SNC ainda não foi bem investigado.

Os primeiros andaimes da coluna vertebral foram feitos de ratos, a estrutura celular, a mielina e o processo nervoso desapareceram, enquanto a maioria das proteínas estruturais da matriz extracelular foi preservada. [63] A infiltração de células CD4+ e CD8+ não era óbvia quando se procedia à incorporação subcutânea, o que demonstrava a fragilidade da imunogenicidade das estruturas de suporte da coluna vertebral. Os suportes da coluna vertebral, produzidos a partir de ratos, foram combinados com células estaminais mesenquimais do sangue do cordão umbilical humano e depois implantados na espinal medula de ratos. Os resultados mostraram que as células nervosas migraram para o scaffold, acompanhadas da formação de novos axónios mielinizados, resultando na recuperação da função motora. [64]

As estruturas cerebrais descelularizadas, derivadas de cérebros de suínos, não conseguiram manter a estrutura original, mas a MEC, contendo glicosaminoglicanos (GAG), foi preservada com êxito[65]. [65] O estudo sugere que a matriz extracelular pode ser utilizada para a cultura de células devido à biocompatibilidade do nervo. Os neurónios derivados de iPSC humanas podem crescer e amadurecer na matriz. A matriz cerebral também pode ser transformada numa estrutura de nanofibras de hidrogel injetável. O cérebro, a medula espinal e o nervo ótico de suínos foram descelularizados utilizando uma combinação dos métodos de congelação-descongelação, digestão com tripsina e detergentes químicos. As estruturas reticuladas geradas, preservadas com vários factores de crescimento, foram cultivadas com células pc12 e demonstraram capacidade para promover a proliferação, migração e diferenciação celular. A MEC do SNC parece ser mais eficaz do que a MEC da bexiga na promoção da proliferação e diferenciação das células nervosas. [66]

Órgãos viscerais

Ao contrário dos órgãos parenquimatosos, um órgão visceral é um órgão anatomicamente simples, oco, que contém uma cavidade para servir de tubo ou de saco. Os defeitos longitudinais de um órgão visceral resultantes de trauma e excisão cirúrgica no tratamento de tumores e doenças congénitas podem ser bastante difíceis de tratar e podem exigir a utilização de materiais sintéticos artificiais. A utilidade do andaime descelularizado tem vindo a ganhar atenção na engenharia de tecidos como abordagem terapêutica alternativa para tais defeitos. A investigação em engenharia de tecidos confirmou uma capacidade regenerativa aplicável de estruturas descelularizadas derivadas de órgãos viscerais [67, 68]. A utilização de scaffolds descelularizados proporciona propriedades óptimas, levando à eliminação da toxicidade celular, à adesão celular adequada, a uma fonte mais extensa e evitando complicações como a estenose [67].

Os scaffolds descelularizados derivados da camada mucosa da bexiga e do intestino delgado, que precederam as aplicações clínicas dos scaffolds viscerais, tornaram-se amplamente utilizados para o tratamento de defeitos das vísceras ocas. Em 1996, foi utilizada uma estrutura acelular da bexiga para a reparação de defeitos da bexiga em ratos [69] . As plataformas acelulares da bexiga, devido à semelhança na simplicidade anatómica, foram também utilizadas na reconstrução de outros órgãos viscerais, tais como a membrana timpânica [70], o esófago [71-73], a traqueia [74], a laringe [75], a glote [76], a parede torácica [77], a parede ventricular [78], o intestino delgado [79] e a artéria [80] .

Apesar da sua aplicabilidade, a capacidade regenerativa varia entre os scaffolds viscerais, em resultado da variabilidade da estrutura anatómica e da composição celular dos órgãos utilizados para a descelularização. Por conseguinte, os andaimes de diferentes órgãos têm efeitos diferentes na regeneração de um órgão. O andaime do jejuno [81] [80] [78] [77] é mais potente na promoção da proliferação celular e da angiogénese do que os andaimes da bexiga [81]. No entanto, as plataformas viscerais podem não ser, ou ser menos, eficazes para a regeneração de órgãos parenquimatosos [82].

O processo de regeneração de um órgão visceral com base em andaimes exige um fornecimento adequado de sangue para apoiar a restauração da estrutura e dos componentes do órgão, para além da motilidade [67]. Os andaimes, na presença de fornecimento de sangue, podem promover as células estaminais implantadas [83, 84] para aumentar a proliferação em células funcionais, restaurando as funções até certo ponto [85], ou seja, a motilidade pode não ser restaurada. Além disso, o andaime modificado pode inibir reacções inflamatórias para uma melhor integração no local recetor [86, 87].

Pele

A pele é o maior órgão, cobrindo todo o corpo e proporcionando proteção. Vários apêndices dentro da pele funcionam para equipar a pele com potenciais de sensação, lubrificação, contratilidade e termorregulação, em última análise, para manter o ambiente interno. Além disso, a pele funciona como uma barreira física de defesa contra os perigos externos. Qualquer defeito nesta barreira implica uma reparação rápida e eficaz, pelo que a abundância de células estaminais na pele permite uma forte capacidade de regeneração [88]. A reparação de grandes perdas de pele para além desta capacidade regenerativa pode exigir a transferência de tecido autólogo. No entanto, a transferência de tecido autólogo, em determinadas situações, pode não estar disponível ou não conseguir preencher o defeito, enfatizando a necessidade de uma abordagem de reserva para evitar uma maior mortalidade. A pele de engenharia de tecidos, primeiro biomaterial utilizado clinicamente, tem sido cada vez mais utilizada para responder a esta necessidade.

O desenvolvimento de produtos de bioengenharia de diferentes camadas da pele - incluindo a epiderme, a derme e a pele compósita obtidas por engenharia de tecidos - proporcionou ferramentas inovadoras para aplicações clínicas. O auto-enxerto epitelial cultivado (CEA), uma abordagem para obter enxertos epidérmicos, tem sido utilizado na reparação de grandes queimaduras. Células epidérmicas de engenharia de tecidos, preparadas através da cultura de queratinócitos epidérmicos humanos autólogos *in vitro*, foram enxertadas para reparar feridas de queimaduras em dois doentes[89]. [89] No entanto, a ausência da camada de derme e a contratura da ferida podem levar a uma fraca adesão das células e subsequente sobrevivência. Além disso, foram registados casos de contratura da cicatriz e formação de bolhas, em fases posteriores. A pele artificial, desenvolvida através de experimentação extensiva, composta por uma camada de Silastic (epiderme) e uma camada porosa de colagénio bovino e sulfato de condroitina 6 (derme), foi utilizada fisiologicamente para reparar queimaduras extensas, constituindo 50-95% da área de superfície corporal[90]. [90] Em comparação com a epiderme artificial, os andaimes de pele têm a capacidade de promover a migração de fibroblastos e a angiogénese e de proporcionar as propriedades mecânicas e físico-químicas ideais necessárias para a cicatrização.

No final dos anos 90, registaram-se progressos notáveis na aplicação clínica de produtos de bioengenharia, com a utilização de produtos derivados de seres humanos no tratamento de doentes queimados [91, 92]. Os avanços na tecnologia dos andaimes acelulares permitiram melhorar as propriedades mecânicas e biológicas da matriz dérmica acelular (ADM). No entanto, os suportes dérmicos acelulares porcinos continuam a ser amplamente utilizados em aplicações clínicas [93, 94]. Mais recentemente, a investigação no domínio das células estaminais contribuiu para o progresso da engenharia de tecidos da pele. As células estaminais derivadas da medula óssea [95] e do tecido adiposo [96] foram induzidas a diferenciar-se e implantadas na matriz dérmica acelular. A matriz composta tem uma capacidade superior de promover a cicatrização de feridas do que a matriz dérmica acelular pura. As propriedades da pele artificial com apêndices devem ser optimizadas no futuro

Conclusões

Os órgãos apresentam grandes diferenças na capacidade de regeneração (Tabela 1), devido ao facto de a estrutura dos vários órgãos ter uma especificidade individual. Os mecanismos regenerativos dos vários órgãos diferem uns dos outros e, por conseguinte, as estratégias de regeneração de órgãos baseadas na estrutura descelularizada devem ser diversificadas. Diferentes necessidades clínicas revelam diferentes ênfases de investigação. São necessários novos coração, fígado e rim para doentes com insuficiência cardíaca, hepática ou renal. Os órgãos de engenharia de tecidos criados a partir de estruturas descelularizadas, bioreactores e células semeadas podem satisfazer esta procura. Para danos locais e tumores nos órgãos, os andaimes descelularizados podem ser utilizados como remendos para reparar defeitos. Além disso, algumas técnicas químicas que melhoram a regeneração tornam-se muito necessárias, como a modificação através da heparinização e tipos de factores de crescimento. Os métodos de carregamento de fármacos amplamente aplicados aos andaimes artificiais podem ser introduzidos mais rapidamente nos andaimes descelularizados.

Além disso, tem sido amplamente divulgado que as plataformas descelularizadas melhoram a regeneração de tecidos e órgãos. No entanto, os mecanismos relacionados são pouco conhecidos. Uma revelação aprofundada dos mecanismos internos conduzirá ao desenvolvimento deste domínio de investigação.

Agradecimentos e financiamento

Estes estudos foram efectuados com o apoio da Fundação de Ciências Naturais da província de Zhejiang (LY12H15002, LY14H050005,

LY14H180008, LY13H030010) e o Departamento de Tecnologia Científica da Província de Zhejiang (2014C37005) e a Fundação Nacional de Ciências Naturais da China (81071576).

Conflitos de interesses

Os autores declaram não ter interesses financeiros concorrentes.

Referências

1 . Michalopoulos GK e DeFrances MC. Regeneração do fígado. Science. 1997; 276:60-66.

2 . Wei-Cheng J, Yu-Hao C, Meng-Hua Y, Yin C, Yang VW e Lee OK. Decelularização crio-química de todo o fígado para engenharia de tecido hepático funcional baseada em células estaminais mesenquimais. Biomaterials. 2014; 35:3607-3617.

3 . Uygun BE, Soto-Gutierrez A, Yagi H, Izamis ML, Guzzardi MA, Shulman C e Milwid J. Reengenharia de órgãos através do desenvolvimento de um enxerto de fígado recelularizado transplantável utilizando matriz de fígado descelularizada. Nat Med 2010. Nature Medicine. 2010; 16: 814-820.

4 . Shupe T, Williams M, Brown A, Willenberg B e Petersen BE. Método para a decelularização de fígado de rato intacto. Organogénese. 2010; 6:134-136.

5 . Omar B, Shahrzad A, Gabriela R, Jessie R, R Patrick W, Claire O, Holley LS e Gauthier PK. Utilização de fígado porcino descelularizado para a engenharia de um órgão hepático humanizado.

Jornal de Investigação Cirúrgica. 2011; 173:e11-25.

6 . Alejandro SG, Li Z, Chris M, Ken F, Denver F, Hongbin J, Janet R, Roberto G, Junji K e Mark R. Uma abordagem de medicina regenerativa de órgão inteiro para substituição do fígado. Métodos de Engenharia de Tecidos Parte C. 2011; 17:: 677-686.

7 . Hongyu Z, Yujun Z, Fengxi M, Ping B e Lianhua B. Transplantação ortotópica de andaimes hepáticos descelularizados em ratinhos. Revista Internacional de Medicina Clínica e Experimental. 2015; 8:598-606.

8 . Ping Z, Nataly L, C. ED, B. SE, Shilpa L, A. ZM, A. NJ e Jian W. Matriz hepática descelularizada como veículo para o transplante de hepatócitos humanos fetais e primários em ratinhos. Liver Transplantation. 2011; 17:418-427.

9 . Batista PM, Siddiqui MM, Lozier G, Rodriguez SR, Atala A e Soker S. A utilização da descelularização de órgãos inteiros para a geração de um organoide hepático vascularizado. Hepatology (Baltimore, Md). 2011; 53:604-617.

10 Bao J, Wu Q, Sun J, Zhou Y, Wang Y, Jiang X, Li L, Shi Y e Bu H. Melhoria da hemocompatibilidade da estrutura hepática descelularizada por perfusão à escala clínica através da imobilização de heparina. Relatórios Científicos. 2015; 5.

11 Bao J, Shi Y, Sun H, Yin X, Yang R, Li L, Chen X e Bu H. Construção de um fígado de engenharia de tecido funcional implantável por portal usando matriz descelularizada por perfusão e hepatócitos em ratos. Transplante de células. 2011; 20:753-766.

12 Strauer BE. Reparação do Miocárdio Infartado por Transplante Autólogo Intracoronário de Células Mononucleares da Medula Óssea em Humanos. Circulation. 2002; 106:1913-1918.

13 Orlic D, Hill JM e Arai AE. Stem Cells for Myocardial Regeneration (Células Estaminais para Regeneração do Miocárdio). Circulation Research. 2002; 91:1092-1102.

14 Ott HC, Matthiesen TS, Goh SK, Black LD, Kren SM, Netoff TI e Taylor DA. Matriz descelularizada por perfusão: usando a plataforma da natureza para projetar um coração bioartificial. Nature medicine. 2008; 14:213-221.

15 Lu TY, Lin B, Kim J, Sullivan M, Tobita K, Salama G e Yang L. Repopulation of decellularized mouse heart with human induced pluripotent stem cell-derived cardiovascular progenitor cells. Comunicações da natureza. 2013; 4:2307.

16 Weymann A, Patil NP, Sabashnikov A, Jungebluth P, Korkmaz S, Li S, Veres G, Soos P, Ishtok R, Chaimow N, Patzold I, Czerny N, Schies C, Schmack B, Popov AF, Simon AR, et al. Bioartificial heart: a human-sized porcine model-the way ahead. PloS one. 2014; 9:e111591.

17 Venugopal JR, Prabhakaran MP, Mukherjee S, Ravichandran R, Dan K e Ramakrishna S. Biomaterial strategies for alleviation of myocardial infarction. Journal of the Royal Society Interface. 2011; 9:1-19.

18 Ying FW, Jian Z, Yong QG, Jian XL, Lian CW e Zhong GW. Reendotelização de scaffolds tubulares por forças sedimentares e rotativas: um primeiro passo para um enxerto venoso com engenharia de tecidos. Cardiovascular Revascularization Medicine Including Molecular Interventions. 2008; 9:238247.

19 Numata S, Fujisato T, Niwaya K, Ishibashi-Ueda H, Nakatani T e Kitamura S. Avaliação imunológica e histológica do aloenxerto descelularizado num modelo de porco: comparação com aloenxerto criopreservado. Journal of Heart Valve Disease. 2004; 13:984-990.

20 Serpooshan V, Zhao M, Metzler SA, Wei K, Shah PB, Wang A, Mahmoudi M, Malkovskiy AV, Rajadas J,

21 Butte MJ, Bernstein D e Ruiz-Lozano P. The effect of bioengineered acellular collagen patch on cardiac remodeling and ventricular function post myocardial infarction. Biomaterials. 2013.

22 Chistiakov DA. Endogenous and exogenous stem cells: a role in lung repair and use in airway tissue engineering and transplantation. Journal of Biomedical Science. 2010; 17:141-151.

23 Rock J e Konigshoff M. Endogenous lung regeneration: potential and limitations. American Journal of Respiratory & Critical Care Medicine. 2012; 186.

24 Rock JR e Hogan BLM. Epithelial progenitor cells in lung development, maintenance, repair, and disease (Células progenitoras epiteliais no desenvolvimento, manutenção, reparação e doença pulmonar). Revisão Anual de Biologia Celular e do Desenvolvimento. 2011; 27:493-512.

25 Reynolds SD, Giangreco A, ., Power JH e Stripp BR. Neuroepithelial bodies of pulmonary airways serve como um reservatório de células progenitoras capazes de regeneração epitelial. American Journal of Pathology. 2000; 156:269-278.

26 Hayes D, Patel AV, Black SM, McCoy KS, Kirkby S, Tobias JD, Mansour HM e Whitson BA. Influence of diabetes on survival in patients with cystic fibrosis before and after lung transplantation. Journal of Thoracic & Cardiovascular Surgery. 2015; 150.

27 Marek C, Ireneusz CK, Piotr D e Maciej Z. A procura de células estaminais do epitélio nos alvéolos pulmonares. Folia Morphologica. 2004; 63.

28 Kim J. Scaffolds Poliméricos Biodegradáveis Tridimensionais Porosos Fabricados com Porogénios de Hidrogel Biodegradável. Tissue Engineering Part C Methods. 2009; 15:583-594.

29 White ES. Lung extracellular matrix and fibroblast function. Annals of the American Thoracic Society. 2015; 12 suppl 1:S30-33.

30 Gilbert TW, Guest B, Cortiella J, Lippert K, Nichols J, Gilbert TW, Guest B, Cortiella J, Lippert K e Nichols J. Comparison Of The Effects Lung Decellularization Protocols On Ecm Composition. American Journal of

Respiratory & Critical Care Medicine. 2011; 183:-.

31 Petersen TH, Calle EA, Zhao L, Lee EJ, Gui L, Raredon MB, Gavrilov K, Yi T, Zhuang ZW, Breuer C, Herzog E e Niklason LE. Tissue-engineered lungs for *in vivo* implantation (Pulmões com engenharia de tecidos para implantação *in vivo).* Science (Nova Iorque, NY). 2010; 329:538-541.

32 Ott HC, Clippinger BC, Schuetz C, Pomerantseva I, Ikonomou L, Kotton D e Vacanti JP. Regeneração e transplante ortotópico de um pulmão bioartificial. Nature Medicine. 2010; 16:927-933.

33 Sokocevic D, Bonenfant NR, Wagner DE, Borg ZD, Lathrop MJ, Lam YW, Deng B, Desarno MJ, Ashikaga T, Loi R, Hoffman AM e Weiss DJ. The effect of age and emphysematous and fibrotic injury on the re-cellularization of de-cellularized lungs. Biomaterials. 2013; 34:3256-3269.

34 Mei J, Yu Y, Li M, Xi S, Zhang S, Liu X, Jiang J, Wang Z, Zhang J, Ding Y, Lou X e Tang M. A angiogénese em andaimes descelularizados mediou a regeneração renal. Oncotarget. 2016; doi: 10.18632/oncotarget.7785.

35 Song JJ, Guyette JP, Gilpin SE, Gonzalez G, Vacanti JP e Ott HC. Regeneração e transplante ortotópico experimental de um rim de bioengenharia. Nature medicine. 2013; 19:646-651.

36 Zhang J, Wang Z, Lin K, Yu Y, Zhao L, Chu T, Wu L, Alkhawaji A, Li M, Shao Y, Li T, Lou X, Chen S, Tang M e Mei J. Regeneração *in vivo* de vasos renais após transplante de rins inteiros descelularizados. Oncotarget. 2015; 6:40433-40442. doi: 10.18632/oncotarget.6321.

37 Qais AA e Oliver JA. Stem cells in the kidney. Kidney International. 2002; 61:387-395.

38 Yamanaka S e Yokoo T. Métodos actuais de bioengenharia para a regeneração de rins inteiros. Stem cells international. 2015; 2015:724047.

39 Sallustio F, Serino G e Schena FP. Potential Reparative Role of Resident Adult Renal Stem/Progenitor Cells in Acute Kidney Injury. BioResearch acesso aberto. 2015; 4:326-333.

40 Guan Y, Liu S, Liu Y, Sun C, Cheng G, Luan Y, Li K, Wang J, Xie X e Zhao S. Porcine kidneys as a source of ECM scaffold for kidney regeneration.

Ciência e engenharia de materiais C, Materiais para aplicações biológicas. 2015; 56:451-456.

41 Orlando G, Farney AC, Iskandar SS, Mirmalek-Sani SH, Sullivan DC, Moran E, Aboushwareb T, De Coppi P, Wood KJ e Stratta RJ. Production and Implantation of Renal Extracellular Matrix Scaffolds From Porcine Kidneys as a Platform for Renal Bioengineering Investigations. Annals of Surgery. 2012; 256:363-370.

42 Humes HD. Acute renal failure: prevailing challenges and prospects for the future. Kidney International Supplement. 1995; 50:S26-32.

43 Song JJ, Guyette JP, Gilpin SE, Gabriel G, Vacanti JP e Ott HC. Regeneração e transplante ortotópico experimental de um rim de bioengenharia. Nature Medicine. 2013; 19:646-651.

44 Falk G. Maturação da função renal em ratos bebés. O jornal americano de fisiologia. 1955; 181:157-170.

45 Song JH e Humes HD. O rim bioartificial no tratamento da lesão renal aguda. Alvos actuais de medicamentos.

46.2009; volume 10:1227-1234.

47 Yu YL, Shao YK, Ding YQ, Lin KZ, Chen B, ., Zhang HZ, Zhao LN, Wang ZB, Zhang JS e Tang ML. Decellularized Kidney Scaffold-Mediated Renal Regeneration (Regeneração Renal Mediada por Andaimes Renais Descelularizados). Biomaterials. 2014; 35:6822-6828.

48 Chera S, Baronnier D, Ghila L, Cigliola V, Jensen JN, Gu G, Furuyama K, Thorel F, Gribble FM, Reimann F e Herrera PL. Diabetes recovery by agedependent conversion of pancreatic delta-cells into insulin producers. Nature. 2014; 514:503-507.

49 Reinert RB, Cai Q, Hong JY, Plank JL, Aamodt K, Prasad N, Aramandla R, Dai C, Levy SE, Pozzi A, Labosky PA, Wright CV, Brissova M e Powers AC. Vascular endothelial growth fator coordinates islet innervation via vascular scaffolding. Development. 2014; 141:1480-1491.

50 Khan T, Muise ES, Iyengar P, Wang ZV, Chandalia M, Abate N, Zhang BB, Bonaldo P, Chua S e Scherer PE. Metabolic dysregulation and adipose tissue fibrosis:

role of collagen VI. Molecular and cellular biology. 2009; 29:1575-1591.

51 Jiang X, Cao Y, Li F, Su Y, Li Y, Peng Y, Cheng Y, Zhang C, Wang W e Ning G. Direcionar a sinalização da beta-catenina para intervenção terapêutica em

Tumores neuroendócrinos pancreáticos com défice de MEN1. Comunicações da natureza. 2014; 5:5809.

52 Hedman AC, Smith JM e Sacks DB. The biology of IQGAP proteins: beyond the cytoskeleton. Relatórios EMBO.

53.2015; 16:427-446.

54 Aroso M, Agricola B, Hacker C e Schrader M. Proteoglicanos apoiam a formação correcta de grânulos nas células acinares pancreáticas. Histoquímica e biologia celular. 2015; 144:331-346.

55 Talchai C, Xuan S, Lin HV, Sussel L e Accili D. Pancreatic beta cell dedifferentiation as a mechanism of diabetic beta cell failure. Cell. 2012; 150:1223-1234.

56 Stendahl JC, Kaufman DB e Stupp SI. Extracellular Matrix in Pancreatic Islets: Relevance to Scaffold Design and Transplantation. Cell transplantation. 2009; 18:1-12.

57 ZHANG X. Engenharia biomédica para a investigação e desenvolvimento no domínio da saúde. European Review for Medical and Pharmacological Sciences. 2015; 19:220224.

58 Zhang Y, Jalili RB, Warnock GL, Ao Z, Marzban L e Ghahary A. Three-dimensional scaffolds reduce islet amyloid formation and enhance survival and function of cultured human islets. The American journal of pathology. 2012; 181:1296-1305.

59 Coronel MM e Stabler CL. Engenharia de um microambiente local para substituição de ilhotas pancreáticas. Opinião atual em biotecnologia. 2013; 24:900908.

60 Hosseini-Tabatabaei A, Jalili RB, Hartwell R, Salimi S, Kilani RT e Ghahary A. Embedding islet in a liquid scaffold increases islet viability and function. Revista canadiana de diabetes. 2013; 37:27-35.

61 Sayed-Hadi MS, Giuseppe O, Mcquilling JP, Rajesh P, Mack DL, Marcus S, Farney AC, Stratta RJ, Anthony A e Opara EC. Porcine pancreas extracellular matrix as a platform for endocrine pancreas bioengineering.

Biomaterials. 2013; 34:5488-5495.

62 Goh SK, Bertera S, Olsen P, Candiello JE, Halfter W, Uechi G, Balasubramani M, Johnson SA, Sicari BM, Kollar E, Badylak SF e Banerjee

I. Pâncreas descelularizado por perfusão como um suporte 3D natural para a engenharia de tecidos pancreáticos e órgãos inteiros. Biomaterials. 2013; 34:6760-6772.

63 Yuan X, Huang Y, Guo Y, Wang L, Guo Q, Xu T, Wu D, Zhou P, Zhu S, Wang Y, Fan X, Zhu M, Lu Y e Wang Z. Controlo da glicose no sangue de ratinhos com diabetes tipo 1 através da co-cultura de células beta MIN-6 em andaimes 3D. Transplante pediátrico. 2015; 19:371-379.

64 Duan D, Rong M, Zeng Y, Teng X, Zhao Z, Liu B, Tao X, Zhou R, Fan M e Peng C. Caracterização electrofisiológica de NSCs após diferenciação induzida pelo meio condicionado OEC. Ata Neurochirurgica. 2011; 153:2085-2090.

65 Dromard C, Guillon H, Rigau V, Ripoll C, Sabourin JC, Perrin FE, Scamps F, Bozza S, Sabatier P e Lonjon N. A medula espinal humana adulta alberga células precursoras neurais que geram neurónios e células gliais *in vitro*. Journal of Neuroscience Research. 2008; 86:1916-1926.

66 Guo SZ, Ren XJ, Wu B e Jiang T. Preparação da estrutura acelular da medula espinal e estudo da biocompatibilidade. Spinal Cord. 2010; 48:576 581.

67 Liu J, Chen J, Liu B, Yang C, Xie D, Zheng X, Xu S, Chen T, Wang L e Zhang Z. Acellular spinal cord scaffold seeded with mesenchymal stem cells promotes long-distance axon regeneration and functional recovery in spinal cord injured rats. Journal of the Neurological Sciences. 2013; 325:127-136.

68 Dequach JA, Yuan SH, Goldstein LS e Christman KL. Matriz cerebral porcina descelularizada para cultura de células e andaimes de engenharia de tecidos. Tissue Eng Part A. 2011;

69.17:2583-2592.

70 Crapo PM, Medberry CJ, Reing JE, Stephen T, Yolandi VDM, Jones KE e Badylak SF. Biologic scaffolds composed of central nervous system extracellular

matrix. Biomaterials. 2012; 33:3539-3547.

71 Totonelli G, Maghsoudlou P, Fishman JM, Orlando G, Ansari T, Sibbons P, Birchall MA, Pierro A, Eaton S e De Coppi P. Esophageal tissue engineering: a new approach for esophageal replacement. World J Gastroenterol. 2012; 18:6900-6907.

72 Huang JW, Xu YM, Li ZB, Murphy SV, Zhao W, Liu QQ, Zhu WD, Fu Q, Zhang YP e Song LJ. Desempenho tecidular da bexiga após a implantação de matriz de fibroína de seda electrospun esticada e matriz acelular da bexiga num modelo de coelho. Jornal de pesquisa de materiais biomédicos Parte A. 2015.

73 Sutherland RS, Baskin LS, Hayward SW e Cunha GR. Regeneração do urotélio da bexiga, músculo liso, vasos sanguíneos e nervos numa matriz de tecido acelular. The Journal of urology. 1996; 156:571-577.

74 Parekh A, Mantle B, Banks J, Swarts JD, Badylak SF, Dohar JE e Hebda PA. Reparação da membrana timpânica com matriz da bexiga urinária. The Laryngoscope. 2009;119:1206-1213.

75 Nieponice A, McGrath K, Qureshi I, Beckman EJ, Luketich JD, Gilbert TW e Badylak SF. An extracellular matrix scaffold for esophageal stricture prevention after circumferential EMR. Gastrointestinal endoscopy. 2009; 69:289-296.

76 Nieponice A, Ciotola FF, Nachman F, Jobe BA, Hoppo T, Londono R, Badylak S e Badaloni AE. Patch esophagoplasty: reconstrução esofágica usando scaffolds biológicos. Os Anais da cirurgia torácica. 2014; 97:283

77.288.

77 Basu J, Mihalko KL, Payne R, Rivera E, Knight T, Genheimer CW, Guthrie KI, Sangha N, Jayo MJ, Jain D, Bertram TA e Ludlow JW. Extensão da plataforma de regeneração de órgãos baseada na bexiga para a engenharia de tecidos do esófago. Medical hypotheses. 2012; 78:231-234.

79 Gilbert TW, Gilbert S, Madden M, Reynolds SD e Badylak SF. Morphologic assessment of extracellular matrix scaffolds for patch tracheoplasty in a canine model. Os Anais da cirurgia torácica. 2008; 86:967974; discussão 967-974.

80 Huber JE, Spievack A, Simmons-Byrd A, Ringel RL e Badylak S. Extracellular matrix as a scaffold for laryngeal reconstruction. The Annals of otology, rhinology, and laryngology (Anais de otologia, rinologia e laringologia). 2003; 112:428-433.

81 Kitamura M, Hirano S, Kanemaru SI, Kitani Y, Ohno S, Kojima T, Nakamura T, Ito J, Rosen CA e Gilbert TW. Glottic regeneration with a tissue-engineering technique, using acellular extracellular matrix scaffold in a canine model. Jornal de engenharia de tecidos e medicina regenerativa. 2014.

82 Gilbert TW, Nieponice A, Spievack AR, Holcomb J, Gilbert S e Badylak SF. Reparação da parede torácica com um andaime de matriz extracelular num modelo canino. O Jornal de investigação cirúrgica. 2008; 147:61-67.

83 Robinson KA, Li J, Mathison M, Redkar A, Cui J, Chronos NA, Matheny RG e Badylak SF. Extracellular matrix scaffold for cardiac repair. Circulation. 2005; 112:I135-143.

84 Badylak S, Meurling S, Chen M, Spievack A e Simmons-Byrd A. Resorbable bioscaffold for esophageal repair in a dog model. Jornal de cirurgia pediátrica. 2000; 35:1097-1103.

85 Kajitani M, Wadia Y, Hinds MT, Teach J, Swartz KR e Gregory KW. Successful repair of esophageal injury using an elastin based biomaterial patch. ASAIO J. 2001; 47:342-345.

86 Revi D, Vineetha VP, Muhamed J, Surendran GC, Rajan A, Kumary TV e Anilkumar TV. Wound healing potential of scaffolds prepared from porcine jejunum and urinary bladder by a non-detergent/enzymatic method. Journal of biomaterials applications. 2015; 29:1218-1229.

87 Meng L, Liao W, Yang S, Xiong Y, Song C e Liu L. Tissue-engineered tubular substitutions for urinary diversion in a rabbit model. Biologia experimental e medicina (Maywood, NJ). 2015.

88 Pokrywczynska M, Jundzill A, Bodnar M, Adamowicz J, Tworkiewicz J, Szylberg L, Debski R, Marszalek A e Drewa T. Do mesenchymal stem cells modulate the milieu of reconstructed bladder wall? Archivum immunologiae et therapiae experimentalis. 2013; 61:483-493.

89 Leite MTC, Freitas-Filho LG, Oliveira AS, Semedo-Kuriki P, Laks M, Arias VEA e Peixoto PS. O uso de células estaminais mesenquimais no aumento da bexiga. Pediatric Surgery International. 2014; 30:361-370.

90 Hori Y, Nakamura T, Kimura D, Kaino K, Kurokawa Y, Satomi S e Shimizu Y. Análise funcional da parede do estômago com engenharia de tecidos. Artificial organs. 2002; 26:868-872.

91 Zhou HY, Zhang J, Yan RL, Wang Q, Fan LY, Zhang Q, Wang WJ e Hu ZQ. Melhorar a propriedade antibacteriana da submucosa do intestino delgado porcino através da suplementação com nano-prata: um material biológico promissor para responder à necessidade de reparação de defeitos contaminados. Annals of surgery. 2011; 253:1033-1041.

92 .Koch H, Graneist C, Emmrich F, Till H, Metzger R, Aupperle H, Schierle K, Sack U e Boldt A. Xenogenic esophagus scaffolds fixed with several

agentes: estudo comparativo *in vivo* da rejeição e inflamação. Journal of biomedicine & biotechnology. 2012; 2012:948320.

93 Tumbar T, Guasch G, Greco V, Blanpain C, Lowry WE, Rendl M e Fuchs E. Defining the epithelial stem cell niche in skin. Science. 2004; 303:359363.

94 O'Connor N, Mulliken J, Banks-Schlegel S, Kehinde O e Green H. GRAFTING OF BURNS WITH CULTURED EPITHELIUM PREPARED FROM AUTOLOGOUS EPIDERMAL CELLS. Lancet. 1981; 317:75-78.

95 J F B, I V Y, W C Q, C C B e W K J. Successful Use of a Physiologically Acceptable Artificial Skin in the Treatment of Extensive Burn Injury. Annals of Surgery.

96.1981; 194:413-428.

97 Wainwright D, Madden M, Luterman A, Hunt J, Monafo W, Heimbach D, Kagan R, Sittig K, Dimick A e Herndon D. Clinical evaluation of an acellular allograft dermal matrix in full-thickness burns. The Journal of burn care & rehabilitation. 1996; 17:124-136.

98 Wainwright DJ. Utilização de uma matriz dérmica de aloenxerto acelular (AlloDerm) no tratamento de queimaduras de espessura total. Burns. 1995; 21:243-248.

99 Feng X, Tan J, Pan Y, Wu Q, Ruan S, Shen R, Chen X e Du Y. Controlo da cicatriz hipertrófica desde o início através da utilização de matriz dérmica acelular (ADM) xenogénica (porcina) para cobrir queimaduras profundas de segundo grau. Burns. 2006; 32:293298.

100 . Himsl I, Drinovac V, Lenhard M, Stockl D, Weissenbacher T e Dian D. A utilização de matriz dérmica acelular porcina na reconstrução mamária baseada em implantes de silicone. Arquivos de ginecologia e obstetrícia. 2012; 286:187192.

101 . Zhao Y, Zhang Z, Wang J, Yin P, Zhou J, Zhen M, Cui W, Xu G, Yang D e Liu Z. Reparação de hérnia abdominal com uma estrutura dérmica descelularizada semeada com células estaminais mesenquimais autólogas derivadas da medula óssea. Artificial organs. 2012; 36:247-255.

102 . Iyyanki TS, Dunne LW, Zhang Q, Hubenak J, Turza KC e Butler CE. A matriz dérmica acelular porcina não reticulada semeada com células estaminais derivadas do tecido adiposo aumenta a infiltração celular, a infiltração vascular e a resistência mecânica das reparações de hérnias ventrais. Tissue Eng Part A. 2015; 21:475-485.

103 . Madariaga ML e Ott HC. (2014). Bioengenharia de rins para transplante. Seminários em nefrologia.

104 . Wise AF e Ricardo SD. Células estaminais mesenquimais na inflamação e reparação renal. Nephrology. 2012; 17:1- 10.

105 . Hou Y, Song C, Xie WJ, Wei Z, Huang RP, Liu W, Zhang ZL e Shi YB. Excellent effect of three-dimensional culture condition on pancreatic islets. Diabetes research and clinical practice. 2009; 86:11-15.

106 . Tao J, Ren XJ, Tang JL, Hong Y, Wang KJ e Zhou CL. Preparação e caraterização de andaimes de medula espinal acelular de rato com ligações cruzadas de genipin. Ciência e Engenharia de Materiais C Materiais para Aplicações Biológicas. 2013; 33:3514-3521.

107 . Horst M, Madduri S, Milleret V, Sulser T, Gobet R e Eberli D. Um andaime híbrido de matriz microfibrosa acelular PLGA de duas camadas para a engenharia de tecidos de órgãos ocos. Biomaterials. 2013; 34:1537-1545.

108 . Ozeki M, Narita Y, Kagami H, Ohmiya N, Itoh A, Hirooka Y, Niwa Y, Ueda M e Goto H. Evaluation of decellularized esophagus as a scaffold for cultured esophageal epithelial cells. Journal of biomedical materials research. 2006; 79:771-778.

109 . Keane TJ, Londono R, Carey RM, Carruthers CA, Reing JE, Dearth CL, D'Amore A, Medberry CJ e Badylak SF. Preparação e caraterização de um andaime biológico a partir da mucosa esofágica. Biomaterials. 2013; 34:6729-6737.

110 . Tan B, Wang M, Chen X, Hou J, Chen X, Wang Y, Li-Ling J e Xie H. Tissue engineered esophagus by copper- small intestinal submucosa graft for esophageal repair in a canine model. Science China Life sciences. 2014; 57:248-255.

111 . Macchiarini P, Jungebluth P, Go T, Asnaghi MA, Rees LE, Cogan TA, Dodson A, Martorell J, Bellini S, Parnigotto PP, Dickinson SC, Hollander AP, Mantero S, Conconi MT e Birchall MA. Transplante clínico de uma via aérea com engenharia de tecidos. Lancet. 2008; 372:2023-2030.

112 . Tapias LF e Ott HC. Scaffolds descelularizados como plataforma para órgãos de bioengenharia. Opinião atual em transplante de órgãos. 2014; 19:145152.

113 . Zhang L, Liu Z, Cui P, Zhao D e Chen W. SIS com cartilagens alogénicas cultivadas em tecido para traqueoplastia num modelo de defeito traqueal em coelho. Ata oto-laryngologica. 2007; 127:631-636.

114 . De Ugarte DA, Puapong D, Roostaeian J, Gillis N, Fonkalsrud EW, Atkinson JB e Dunn JC. Surgisis patch tracheoplasty in a rodent model for tracheal stenosis. The Journal of surgical research. 2003; 112:65-69.

115 . Petersen TH, Calle EA, Zhao L, Lee EJ, Gui L, Raredon MB, Gavrilov K, Yi T, Zhuang ZW e Breuer C. Tissue-engineered lungs for *in vivo* implantation. Science. 2010; 329:538-541.

116 . Ueno T, Oga A, Takahashi T e Pappas TN. Small intestinal submucosa (SIS) in the repair of a cecal wound in unprepared bowel in rats. Journal of gastrointestinal surgery. 2007; 11:918-922.

117 . Hori Y, Nakamura T, Matsumoto K, Kurokawa Y, Satomi S e Shimizu Y. Engenharia de tecidos do intestino delgado por enxerto de esponja de colagénio acelular. The International journal of artificial organs. 2001; 24:50-54.

118 . Lin HK, Godiwalla SY, Palmer B, Frimberger D, Yang Q, Madihally SV, Fung KM e Kropp BP. Understanding roles of porcine small intestinal submucosa in urinary bladder regeneration: identification of variable regenerative characteristics of small intestinal submucosa. Tissue engineering Part B, Reviews. 2014; 20:73-8.

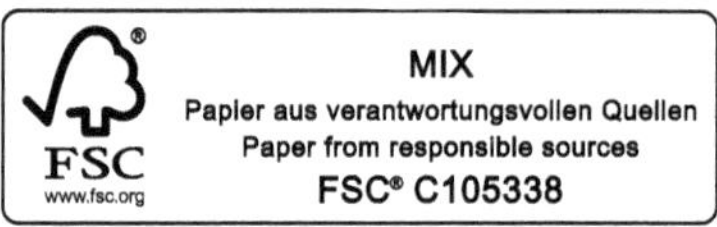

Printed by Books on Demand GmbH, Norderstedt / Germany